DAS GROSSE

SCHLANK
OHNE DIÄT
PRAXISBUCH

Danksagung:

Wir möchten uns herzlich bei all jenen Köchinnen und Köchen sowie Kooperationspartnern, mit denen wir im Zuge unseren langjährigen Tätigkeit zusammengearbeitet haben, für ihre kreativen Ideen und Anregungen bedanken.

Bildnachweis

Peter Barci, Wien: 4-7, 37-173

dreamstime.com: 12, 25, 27

iStockphoto.com: 9, 10, 13, 14, 18, 19, 23, 29, 30, 35

fotolia.de: 21

ISBN 978-3-7088-0576-4

© Kneipp-Verlag GmbH
Lobkowitzplatz 1, A-1010 Wien
www.facebook.com/KneippVerlagWien
www.kneippverlag.com

Autorinnen:	Univ.-Doz. Mag. Dr. Ingrid Kiefer Mag. Dr. Theres Rathmanner
Projektleitung:	Anke Weber
Umschlaggestaltung:	Christian Graf-Simpson
Layout, Satz, technische Bearbeitung:	Kneipp-Verlag
Druck:	Theiss GmbH, A-9431 St. Stefan
	1. Auflage, März 2013

DAS GROSSE

SCHLANK
OHNE DIÄT
PRAXISBUCH

DAS ERFOLGREICHE ABNEHMPROGRAMM

Mit den beliebtesten Rezepten

Mit Rezeptfotos von Peter Barci

Ingrid Kiefer
Theres Rathmanner

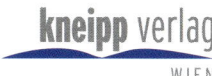
kneipp verlag
WIEN

Inhalt

Anleitung für die Praxis

Langsam abnehmen   13

Energiezufuhr einschränken und
Energiebedarf erhöhen   15

    Bewegung ist der Schlüssel
    zum Erfolg!   15

Kalorien-, Zucker- und Fettfallen meiden   20

    Vorsicht vor verstecktem Zucker   20

    So reduzieren Sie Ihre Zuckerzufuhr   20

    Zuckerfrei genießen?   22

    Fett reduzieren   22

    Sattmacher bevorzugen   24

    Die besten ballaststoffreichen
    Nahrungsmittel und Speisen für die
    Mahlzeiten   25

Bewusst ernähren – keine Verbote   27

    Kleine Umstellungen, die viel bringen   27

    Alternativen finden   28

    Was kleine Kalorieneinsparungen
    bringen   29

    Auf Qualität achten   30

    Der Ernährungs-Check   31

Einleitung   8

Schlank ohne Diät – Die Methode

Vom Figurkiller Diäten
zum richtigen Abnehmen   9

Die vier Säulen von Schlank ohne Diät   10

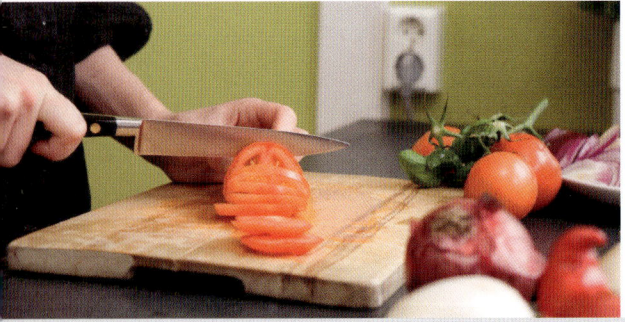

Allgemeine Tipps rund ums Essen

Gewohnheiten erkennen	32
Die wichtigsten Regeln	32
Essfallen meiden	33
Die richtige Vorbereitung	34
Zeit fürs Einkaufen einplanen	34
Selbst zu kochen hilft beim Abnehmen	34
Zutaten gut auswählen	35
Die richtigen Zubereitungsmethoden	35

Suppen & Salate

Kalte Gurkensuppe mit Milchhäubchen	38
Geeiste Gurken-Melonen-Suppe	40
Tomatensuppe mit Fenchel	42
Rote-Rüben-Suppe mit Kren	44
Maissalat	46
Rucola-Käse-Salat mit Tomaten und Knoblauchbaguette	48
Fruchtiger Kürbissalat	50

Kleine Speisen & Snacks

Pikante Sandwiches	54
Polentaspieße mit Feigen und Lachsschinken	56
Gefüllte Wraps mit Lachs und Kren	58
Lachs-Pumpernickel-Terrine	60
Pitatasche mit Huhn	62
Rote Bohnencreme	64
Schinken-Käse-Sandwichwürfel	66
Brot-Käse-Spieße	68
Räucherlachs-Tartar	70
Pikanter Heringssnack	72
Mariniertes Eierschwammerlsülzchen	74

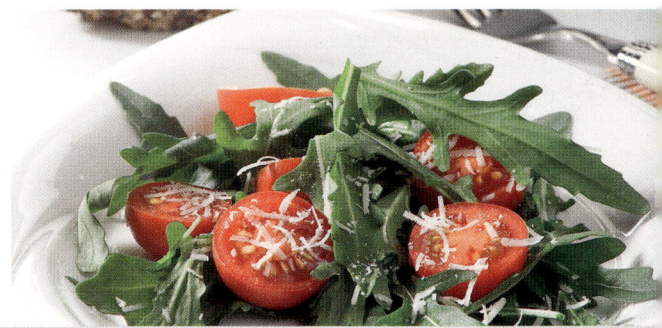

Gemüserezepte

Gratinierte Gemüselaibchen 78

Gemüse-Tofu-Curry 80

Gratinierte Kartoffeltortilla 82

Mangoldrouladen mit
Grünkern-Schafkäse-Fülle 84

Scharfes Tomaten-Kichererbsen-Ragout 86

Sizilianischer Gemüseeintopf 88

Mangoldknödel 90

Kohlrouladen vegetarisch 92

Paprika mit Couscousfülle 94

Gemüserösti 96

Überbackene Nudelnester 98

Fischrezepte

Fischroulade mit Rosmarinkartoffeln 102

Glasig gebratener Lachs mit Gemüsereis 104

Kräuterfisch mit
Kartoffel-Zucchini-Gemüse 106

Seeteufelfilet mit Gemüse
und Vollkornnudeln 108

Lauwarmer Lachs
mit mariniertem Gemüse 110

Penne mit Tomaten, Sardellen und
Kapern 112

Spinat-Lachs-Lasagne 114

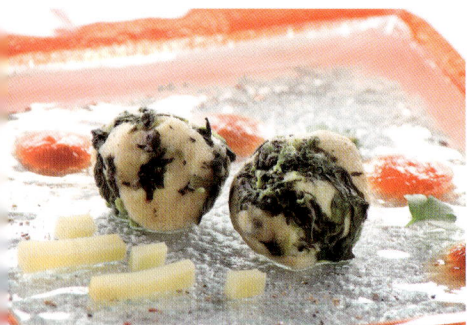
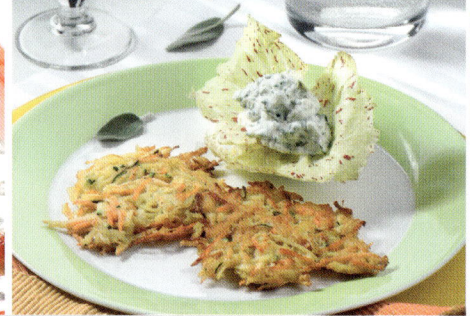
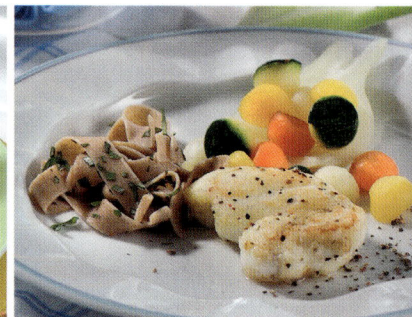

Fleischrezepte

Schweinsfilet mit Gemüse in der Folie	118
Schweinsfilet im Knödelmantel auf Röstgemüse	120
Curry-Geschnetzeltes mit Reis	122
Zitronen-Huhn mit Zucchini	124
Putenroulade mit Polenta-Paprika-Füllung	126
Kartoffel-Fisolen-Gulasch mit Räuchertofu	128
Puten-Makkaroni-Pfanne	130
Gefüllte Tortillas mit Huhn	132
Hühnerkeule in Müslipanade mit Gemüse	134
Süßsaures Schweinefleisch mit Basmatireis	136
Makkaroni-Lasagne	138
Schinkenknödel	140
Kartoffel-Spieß	142
Krautfleisch	144

Desserts

Schnelles, „schlankes" Tiramisu	148
Erdbeer-Tiramisu	150
Topfenkuchen mit Mohn	152
Erdbeerknödel	154
Schokoschnitten mit Fruchtspieß	156
Schokomuffins	158
Bananenschnitten	160
Vanille-Schoko-Schichtcreme	162
Süße Grießnocken auf Erdbeermus	164
Melonenspieße mit Limetten-Minze-Dip	166
Apfelsoufflee	168
Mangoterrine	170
Topfen-Mohn-Knödel auf Beerenragout	172

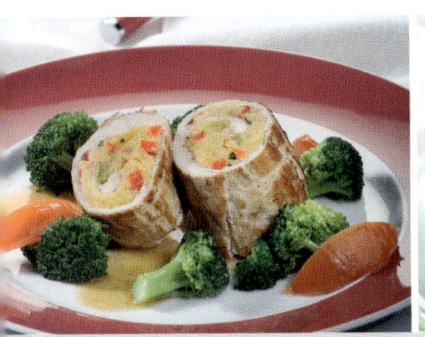
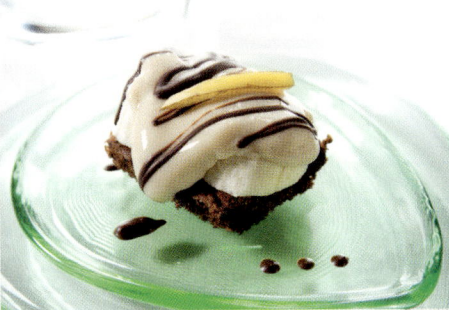
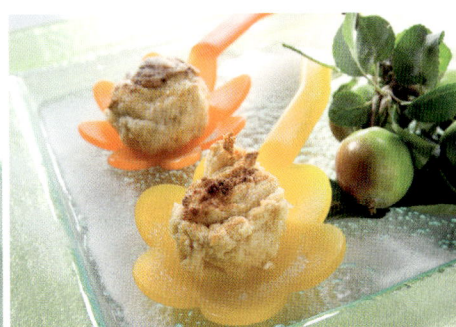

Einleitung

Schlank ohne Diät ist ein Gewichtsreduktionsverfahren, das mittlerweile seit über 25 Jahren sehr erfolgreich durchgeführt wird. Konzipiert wurde dieses Programm am Institut für Sozialmedizin von ExpertInnen aus dem Bereich Medizin und Psychologie, federführend von Univ.-Prof. Dr. Michael Kunze und Univ.-Prof. Dr. Rudolf Schoberberger. Ich habe das Programm in meiner 20-jährigen Tätigkeit am Institut für Sozialmedizin laufend praktisch angewendet, parallel aber auch den Erfolg wissenschaftlich untersucht und immer wieder den neuen Erkenntnissen der Ernährungswissenschaften angepasst.

Das Grundprinzip „Ernährung", „Bewegung" und „Verhalten" ist dabei aber immer gleich geblieben, unabhängig davon, welche „Diätform" gerade in Mode war oder ist.

Im Laufe der Jahre war es auch für mich immer sehr motivierend zu beobachten, wie durch zahlreiche kleine Veränderungen die Kilos purzelten, die Stimmung positiver wurde und das Wohlbefinden insgesamt stieg.

Viele KlientInnen steuerten wertvolle Tipps und Anregungen bei, die auch in diesem Praxisbuch angeführt sind. Die Rezepte stammen von Dr. Theres Rathmanner und mir und sind alle persönlich erprobt.

Dieses Buch soll Ihnen helfen, Ihr Gewicht erfolgreich zu reduzieren, ohne dass Sie eine Diät einhalten müssen. Sie werden durch Änderung Ihres Ernährungs- und Bewegungsverhaltens langsam abnehmen und das abgenommene Gewicht auch halten können.

Dabei wünsche ich Ihnen viel Erfolg!

Ihre Ingrid Kiefer

Schlank ohne Diät – Die Methode

Vom Figurkiller Diäten zum richtigen Abnehmen

Das wichtigste Prinzip von Schlank ohne Diät besteht darin, dass im ersten Schritt langsam das Körperfett reduziert wird und anschließend auch gehalten werden kann. Mit vielen Diäten nimmt man zwar kurzfristig ab, kann aber das abgenommene Gewicht nicht halten. Nach dem so genannten Jo-Jo-Prinzip wird immer wieder zuerst abgenommen und dann wieder zugenommen – mit dem Ergebnis, dass man eigentlich immer Diät hält und trotzdem immer dicker wird. Dies ist sowohl aus gesundheitlichen Gründen abzulehnen als auch aus kosmetischen. Denn insbesondere Frauen nehmen bei schnellen und einseitigen Diäten nicht vorrangig an den Problemzonen ab, wohl aber an diesen Stellen zu. Mit jedem Auf und Ab des Körpergewichts ruiniert man sich die Figur.

Achtung: Je schneller man abnimmt, desto größer ist das Risiko, alles und einige Kilos wieder zuzunehmen.

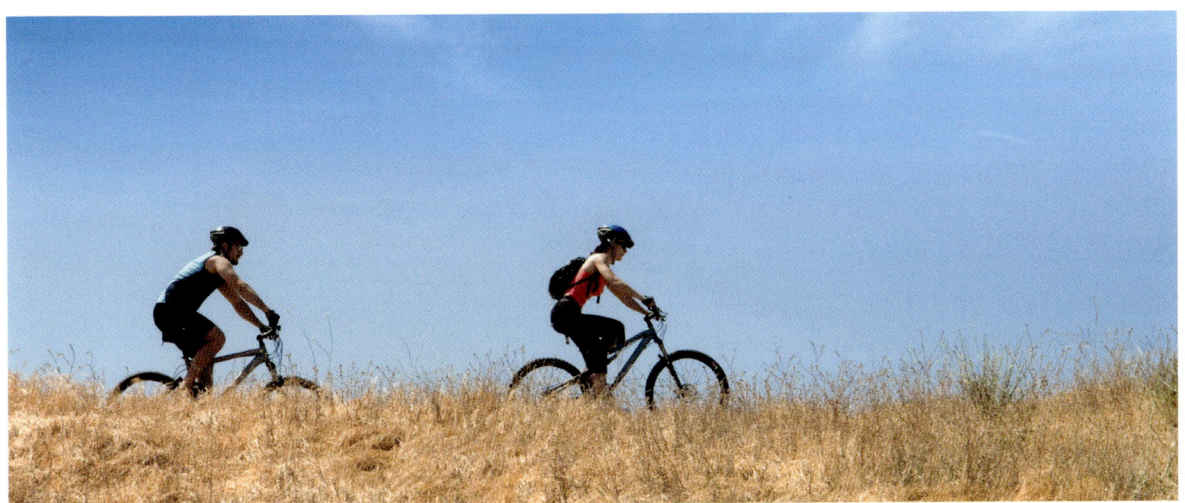

Die vier Säulen von Schlank ohne Diät

Es gibt unzählige Diäten, einseitige, kohlenhydratreiche und -arme, eiweißreiche, fettarme. Sie alle versprechen, dass schnell abgenommen wird. Für viele gibt es sogar wissenschaftliche Untersuchungen, die dann aber letztendlich auch belegen, dass spätestens nach einem Jahr das abgenommene Gewicht wieder zugenommen wird.

Am besten schneiden noch Diätprogramme ab, die eine Kombination von Ernährungs- und Bewegungstherapie anbieten. Da Abnehmen aber mehr ist, als nur weniger zu essen und sich mehr zu bewegen, muss man für eine erfolgreiche Gewichtsreduktion das Verhalten und die Einstellung zum Essen mitberücksichtigen. Genau hier setzt das Programm Schlank ohne Diät an. Es ist die Kombination aus Einstellung, Ernährung, Bewegung und Verhalten. Es gibt keine Vorschriften, keine Verbote, aber auch keine Gebote. Im ersten Schritt analysiert man sein eigenes Ernährung- und Bewegungsverhalten, das dann schrittweise geändert wird. Ziel ist eine langfristige Änderung des ganzen Lebensstils, der Einstellung zum Essen und zur Bewegung.

Nach einer genauen Analyse des Verhaltens erfolgt eine Ernährungsumstellung, die eine optimale Versorgung mit allen wichtigen Nährstoffen gewährleistet – ohne Gebote und Verbote nach dem Motto „Genießen, ohne zu büßen". Gleichzeitig wird das Bewegungsver-

halten erhöht, sowohl im alltäglichen Leben als auch mit einem Training im Ausdauer- und Kraftbereich. Anfangs wird damit Gewicht reduziert und langfristig dieses auch gehalten.

TIPP

Folgen Sie den vier Säulen von Schlank ohne Diät: Einstellung, Ernährung, Bewegung und Verhalten.

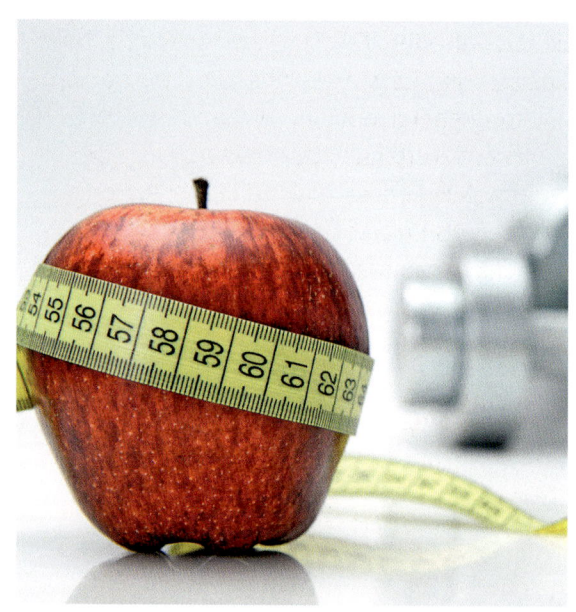

1. Schritt: Analysieren Sie Ihr Verhalten

Um festzustellen, was man, aber auch warum man isst, empfiehlt es sich einen genauen **Ist-Bestand** zu erheben. Schreiben Sie alles auf, was Sie essen und trinken. Notieren Sie, wann Sie essen und auch warum Sie essen beziehungsweise wie Sie sich dabei fühlen (z. B. Hunger, Langeweile, Stress im Büro, Entspannung nach einem anstrengenden Tag, Ärger mit Kindern, Belohnung für eine spezielle Arbeit, Mittagspause etc.). Sie erhalten so eine genaue Analyse Ihrer Ernährungsgewohnheiten.

Um den genauen Energiebedarf zu ermitteln, empfiehlt es sich auch, die aufgenommenen Kalorien und die verbrauchte Bewegungsenergie zu protokollieren. Dies ist sehr leicht, da neben den Kalorientabellen I und II auch schon fast alle verpackten Lebensmittel diese Informationen enthalten. Die Summe der Kalorien aller Speisen und Getränke eines Tages ergibt die Nahrungsenergieaufnahme. Von dieser wird der Energieverbrauch durch Bewegung (siehe Tabelle „Kalorienverbrauch durch Bewegung" oder mittels Pulsmesser mit einer Anzeige für den Kalorienverbrauch) einfach abgezogen und man erhält den Tageswert.

TIPP

Wer sein Verhalten protokolliert, nimmt leichter ab. Sie nehmen damit sogar mehr ab, als wenn Sie pro Tag eine Mahlzeit auslassen.

Wesentlich ist aber der **Wochenwert.** Nach sieben Tagen summieren Sie dafür ganz einfach die Tageswerte und stellen sich auf die Waage bzw. messen sofern möglich das Körperfett:

Ist Ihr Körpergewicht/-fett gleich geblieben beziehungsweise haben Sie sogar zugenommen?

Dann müssen Sie Ihre Energiezufuhr weiter einschränken. Weniger Kalorienaufnahme durch Speisen und Getränke und/oder mehr Kalorienverbrauch durch Bewegung reduzieren Ihren Wochenwert. **Aber Achtung:** Wenn Sie zusätzlich Krafttraining gemacht haben, kann es sein, dass Sie laut Waage keinen Erfolg haben, da Sie wahrscheinlich Muskelmasse aufgebaut haben, die schwerer ist als die reduzierte Fettmasse. In diesem Fall brauchen Sie Ihren Wochenwert nicht zu reduzieren.

Haben Sie abgenommen?

Dann war Ihre Energiebilanz in dieser Woche bereits negativ! Das heißt, Sie haben insgesamt mehr verbraucht, als Sie gegessen haben. Ihr Wochenwert ist jetzt schon eine wichtige Orientierungshilfe für die weiteren Wochen. Sie wissen jetzt schon, wie viel Sie pro Woche beziehungsweise durchschnittlich pro Tag an Kalorien aufnehmen können und abzunehmen.

2. Schritt: Ändern Sie Ihr Verhalten

Je nach individueller Ausgangslage ändern Sie nun langsam und schrittweise Ihr Ernährungs- und Bewegungsverhalten. Tauschen Sie nun einzelne Lebensmittel und Speisen aus. Wählen Sie statt kalorienreicheren einfach kalorienärmere Speisen, ohne groß die Essportion zu ändern, und beginnen Sie zusätzlich, den Energieverbrauch durch Bewegung zu steigern. Am Anfang können Sie einfach einige Minuten spazieren gehen, keine Rolltreppen oder Lifte mehr verwenden oder Erledigungen mit dem Rad durchführen.

Ändern Sie gleichzeitig auch Ihre Essgewohnheiten. Beginnen Sie aber mit denen, bei denen Ihnen die Veränderung leicht fällt. Vergessen Sie dabei nicht, dass dieser Schritt die schwierigste Aufgabe ist. Gewohnheiten entwickeln sich im Laufe des Lebens und geben Stabilität und Sicherheit. Sie können nicht von heute auf morgen geändert werden, sondern nur langsam und schrittweise.

Oftmals muss man ein neues Verhalten 1000-mal durchführen, um es dann auch für immer beizubehalten, und doch besteht das Risiko, dass es in besonders belastenden Stresssituationen wieder da ist. Solche sollten Sie aber nicht demotivieren.

Wenn Sie wieder einmal zu viel, das Falsche oder auch einfach nur essen, weil Sie sich ärgern oder weil sie entspannt vorm Fernseher sitzen, sollten Sie nur nicht in das Motto verfallen „Jetzt ist es schon wieder egal", sondern sich stattdessen überlegen, wie Sie die übermäßigen Kalorien wieder einsparen können. Achten Sie die nächsten Tage besonders darauf, was Sie und warum Sie essen.

TIPP

Wählen Sie anstelle von energiereichen energiearme Lebensmittel aus.

Anleitung für die Praxis

Langsam abnehmen

Erfolgreich abnehmen bedeutet auch langsam abnehmen. Ziel ist eine Gewichtsreduktion von 1/2 Kilo pro Woche. Dafür müssen rund 3.500 kcal pro Woche beziehungsweise 500 kcal pro Tag eingespart und/oder mehr verbraucht werden. Damit der Körper nicht auf Sparflamme schaltet, empfiehlt es sich täglich nicht weniger als 1.200 kcal zu essen. Empfehlenswert ist eine tägliche Zufuhr zwischen 1.200 und 1.800 kcal, je nach Alter und Geschlecht. Je älter man ist, desto niedriger muss die Energiezufuhr sein, da im Alter der Energiebedarf sinkt. Da Frauen generell weniger Kalorien benötigen, sollten auch sie im Vergleich zu Männern weniger essen.

Wer langsam abnimmt, ...

… kann das abgenommene Gewicht langfristig halten

… reduziert tatsächlich Körperfett

… braucht auf nichts zu verzichten

… fühlt sich ausgesprochen wohl

TIPP

Wer abnehmen will, sollte täglich zwischen 1.200 und 1.800 kcal bzw. pro Woche 8.400 und 12.600 kcal zu sich nehmen. Ihren individuellen Wert können Sie aber leicht durch genaues Protokollieren der Energieaufnahme und -abgabe ermitteln.

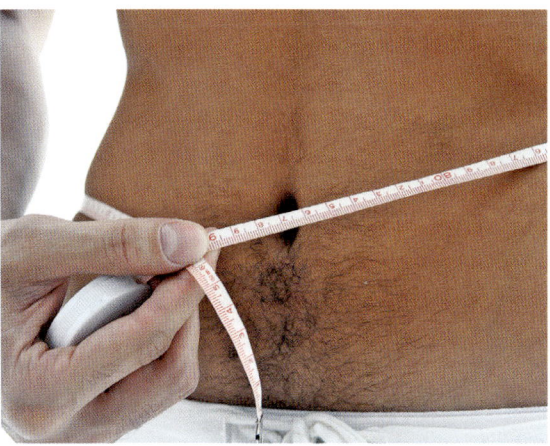

TIPP

Je realistischer das Ziel ist, desto leichter ist es zu erreichen.

Ausschlaggebend ist nicht so sehr, wie viel man bei einer Mahlzeit oder auch an einem Tag zu sich nimmt, sondern über eine ganze Woche. Mit solchen Wochenbilanzen hat man einen größeren persönlichen Spielraum. Wird an einem Tag mehr gegessen, weil man eingeladen war oder weil man einfach verschiedenen Köstlichkeiten nicht widerstehen konnte, kann man diese erhöhte Zufuhr in den nächsten Tagen wieder einsparen beziehungsweise auch einen „Schalt- oder Fastentag" einlegen, an dem viele energiefreie Getränke, Gemüsesuppen oder gedünstetes Gemüse getrunken oder gegessen werden. Dies kann man aber auch schon im Voraus durchführen, wenn man weiß, dass es Tage geben wird, die einfach zum Mehressen verführen (z. B. Geschäftsessen, Geburtstage, Familienfeiern, Besuche bei Freunden u. a.).

TIPP

Wochenbilanzen ermöglichen eine flexiblere Gestaltung des Essverhalten und erleichtern die Erreichung des Zieles.

Obwohl die Gesamtenergiezufuhr eines Tages beziehungsweise einer Woche die entscheidende Rolle spielt, sollte man auch beachten, dass sowohl die Mahlzeitenfrequenz als auch der Zeitpunkt, wann man isst, Einfluss auf das Körpergewicht (wenn auch einen viel geringeren) haben könnten. Abendmahlzeiten beispielsweise sättigen weniger, sodass das

Risiko besteht, abends mehr zu essen. Auch die Insulinwirkung nach hochkalorischen kohlenhydratenreichen Mahlzeiten (wie beispielsweise Süßspeisen, große Nudelportionen u. a.) ist am Abend schlechter als am Morgen. Bekannt ist auch, dass weniger als drei Mahlzeiten pro Tag die Hungergefühle steigern. Trotz vieler unterschiedlicher Hypothesen sind entweder drei größere Mahlzeiten pro Tag oder die Kombination von drei Hauptmahlzeiten und zwei kleineren Zwischenmahlzeiten ideal. Wenn man Zwischenmahlzeiten einplant, dann sollten diese keine Naschereien, Kuchen und Co sein, sondern gesunde Snacks wie fettarme Milchprodukte mit Obst oder Gemüse oder Vollkornbrot mit fettarmen Belag.

TIPP

Ideal sind drei Hauptmahlzeiten pro Tag.

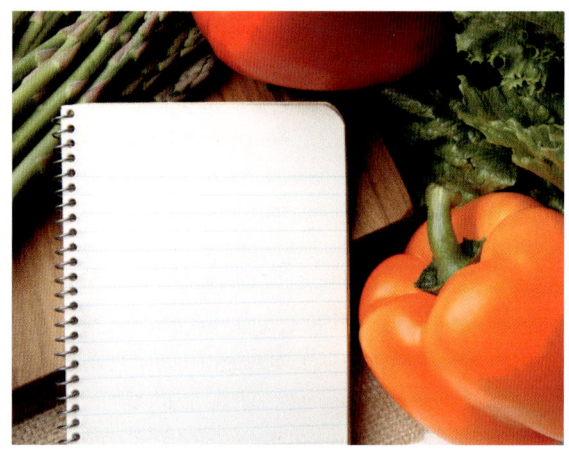

Energiezufuhr einschränken und Energiebedarf erhöhen

Abnehmen kann man nur, wenn man mehr verbraucht, als man aufnimmt. Der tägliche Verbrauch hängt vom Grundumsatz (= jene Energiemenge, die man in Ruhe benötigt) und dem Arbeitsumsatz (= jede zusätzliche Bewegung) ab.

Den Grundumsatz kann man nur geringfügig beeinflussen, da er aber maßgeblich von der Muskelmasse abhängt, ist es wichtig, diese zu erhalten oder noch besser aufzubauen. Dazu bedarf es regelmäßigen Krafttrainings und einer ausreichenden Eiweißzufuhr.

Männer haben einen höheren Muskelanteil als Frauen und dadurch einen höheren Grund-umsatz. Ab einem Alter von 30 Jahren sinkt er aber kontinuierlich ab.

Der Energiebedarf wird erhöht durch:

1. Erhalten und Erhöhen von Muskelmasse durch Krafttraining und ausreichende Eiweiß-zufuhr

2. Bewegung jeder Art: von Treppensteigen, Spazierengehen bis hin zum Ausdauer-training

Bewegung ist der Schlüssel zum Erfolg!

Durch Bewegung erhöht sich der Energiever-brauch. Je höher dieser ist, desto mehr kann man abnehmen. Zugleich kann man aber auch mehr essen und trotzdem erfolgreich abnehmen. Isst man zu viel, kann man diese „Ausrutscher" wieder leicht durch Bewegung ausgleichen. Macht man Ausdauertraining, verändert sich auch die Lust auf Speisen und Getränke in Richtung leichte, gesunde Kost.

Beim Ausdauertraining (Walking, Radfahren, Laufen u. a.) verbrennen Sie während der Belastung Fett und durch das Krafttraining erhöhen Sie die Fettverbrennung in Ruhe. Jedes zusätzliche Kilo Muskelmasse steigert den Energieverbrauch auch an den Tagen, an denen Sie nicht trainieren.

TIPP

Kombinieren Sie Ausdauer- und Krafttraining.

Ideal sind zwei Stunden Ausdauertraining pro Woche (entweder 2 x 60 Minuten oder 3 x 40 Minuten) und zweimal Krafttraining pro Woche

Beachten Sie aber, dass in der Anfangsphase des Trainings das Gewicht gleich bleibt, obwohl schon Körperfett abgebaut wird. Es wird Muskel-masse aufgebaut, die schwerer ist als Fett, und zusätzlich wird in den Muskeln Wasser und Glykogen gespeichert, das Bindegewebe gestärkt und sogar das Blutvolumen erhöht. Sie werden schwerer, aber im positiven Sinn.

Kalorienverbrauch durch Bewegung in Abhängigkeit vom derzeitigen Körpergewicht
(Achtung: Wer mehr Gewicht hat, verbraucht auch bei der Bewegung mehr.)

	55 kg	60 kg	65 kg	70 kg	75 kg	80 kg	85 kg	90 kg	95 kg	100 kg	110 kg	120 kg
Laufen												
8 km/h = 7 min 30 s/km	6,1	6,7	7,2	7,9	8,4	8,9	9,6	10,1	10,9	11,2	12,4	13,5
9 km/h = 6 min 30 s/km	6,8	7,5	8,1	8,9	9,5	10	10,8	11,3	12,2	12,6	13,9	15,2
10 km/h = 6 min/km	7,5	8,3	9	9,8	10,4	11,1	11,8	12,5	13,5	13,9	15,3	16,7
11 km/h = 5 min 50 s/km	9	9,9	10,7	11,7	12,5	13,2	14,2	14,9	16	16,6	18,3	20
12 km/h = 5 min/km	10,4	11,5	12,4	13,6	14,5	15,4	16,5	17,3	18,6	19,3	21,3	23,3
14 km/h = 4 min 20 s/km	11,7	13	14	15,3	16,3	17,3	18,5	19,5	20,9	21,7	23,9	26,1
Radfahren												
8 km/h = 7 min 30 s/km	1,1	1,2	1,3	1,5	1,6	1,7	1,8	1,9	2	2,1	2,3	2,5
16 km/h = 3 min 45 s/km	3,9	4,3	4,6	5,1	5,4	5,7	6,2	6,5	6,8	7,2	8	8,7
24 km/h = 2 min 30 s/km	7,5	8,3	8,8	9,8	10,4	11	11,8	12,4	13,2	13,8	15,2	16,6
32 km/h = 1 min 50 s/km	11,6	12,8	13,8	15	16	17	18,2	19,2	20,3	21,3	23,5	25,6
Gymnastik												
Gymnastik, leicht	2,9	3,3	3,5	3,9	4,1	4,4	4,7	5	5,2	5,5	6,1	6,6
Gymnastik, intensiv	10,4	11,5	12,4	13,6	14,5	15,4	16,5	17,4	18,4	19,3	21,3	23,2
Putzen	2,1	2,3	2,4	2,7	2,9	3,1	3,3	3,4	3,6	3,8	4,1	4,5
Krafttraining	5	5,6	6	6,6	7	7,4	8	8,4	8,9	9,3	9,7	10,2
Karate	9	9,9	10,7	11,7	12,5	13,2	14,2	14,9	16	16,6	18,3	20
Handball	6,6	7,3	7,9	8,7	9,3	9,8	10,5	11,1	11,7	12,3	13,6	14,8
Badminton												
Einzel	3,2	3,5	3,8	4,1	4,4	4,7	5	5,3	5,5	5,8	6,4	6,9
Doppel	2,1	2,3	2,4	2,7	2,9	3,1	3,3	3,4	3,6	3,8	4,1	4,5
Bergsteigen	6,6	7,3	7,9	8,7	9,2	9,8	10,5	11	11,7	12,3	13,5	14,8
Fußball	6	6,6	7,1	7,8	8,3	8,8	9,4	9,9	10,5	11	12,1	13,2
Wandern, 5 km/h	4,2	4,7	5	5,5	5,9	6,2	6,7	7,1	7,4	7,8	8,7	9,4
Nordic Walking	5,0	5,6	6,1	6,3	7,2	7,8	7,9	8,6	9,0	9,2	9,9	11

	55 kg	60 kg	65 kg	70 kg	75 kg	80 kg	85 kg	90 kg	95 kg	100 kg	110 kg	120 kg
Gehen												
1,5 km/h = 40 min/km	0,6	0,7	0,8	0,9	0,9	1	1,1	1,1	1,1	1,2	1,3	1,4
3,0 km/h = 20 min/km	1,3	1,5	1,6	1,8	1,9	2	2,2	2,3	2,4	2,5	2,8	3
4,0 km/h = 15 min/km	1,6	1,7	1,9	2,1	2,2	2,4	2,5	2,5	2,5	2,9	3,2	3,4
5,0 km/h = 12 min/km	2,1	2,3	2,4	2,7	2,9	3,1	3,3	3,4	3,6	3,8	4,1	4,5
5,5 km/h = 11 min/km	2,6	2,9	3	3,3	3,6	3,8	4	4,3	4,5	4,7	5,2	5,6
6,0 km/h = 10 min/km	2,8	3,2	3,4	3,8	4	4,3	4,9	4,9	5,1	5,4	6	6,5
6,5 km/h = 9 min/km	3,9	4,3	4,4	5,1	5,4	5,7	6,2	6,5	6,8	7,2	8	8,7
7,0 km/h = 8 min 30 s/km	4,5	5	5,4	5,9	6,3	6,6	7,2	7,5	7,9	8,3	9,2	10
Skaten, 15 km/h	3,9	4,3	4,6	5,1	5,4	5,7	6,2	6,5	6,8	7,2	8	8,7
Schwimmen												
20 m/min	2,6	2,9	3	3,4	3,7	3,9	4,1	4,4	4,6	4,8	5,3	5,7
30 m/min	4,5	5	5,3	5,9	6,3	6,6	7,2	7,5	7,9	8,3	9,2	10
Schi alpin	6,6	7,3	7,9	8,7	9,3	9,8	10,5	11,1	11,7	12,3	13,6	14,8
Schi-Langlauf												
4 km/h = 15 min/km	4,8	5,3	5,7	6,3	6,7	7,1	7,6	8	8,5	8,9	9,8	10,7
6 km/h = 10 min/km	6,6	7,3	7,9	8,7	9,3	9,8	10,5	11,1	11,7	12,3	12,6	12,8
8 km/h = 12 min/km	8	8,9	9,5	10,4	11,1	11,8	12,7	13,3	14,1	14,8	16,3	17,8
Squash	5,6	7,6	8,2	9	9,6	10,1	10,9	11,4	12,1	12,7	14	15,3
Tanzen												
Gesellschaftstanz	2,4	2,9	3	3,4	3,7	3,9	4,1	4,4	4,6	4,8	5,3	5,7
Disco	4,2	4,7	5	5,5	5,9	6,2	6,7	7,1	7,4	7,8	8,7	9,4
Tennis												
Einzel	4,8	5,3	5,7	6,3	6,7	7,1	7,6	8	8,5	8,9	9,8	10,7
Doppel	2,9	3,3	3,5	3,9	4,1	4,4	4,7	5	5,2	5,5	6,1	6,6
Tischtennis	2,8	3,1	3,3	3,7	3,9	4,2	4,5	4,8	4,9	5,2	5,8	6,3

Überschätzen Sie aber nicht den Energieverbrauch durch Bewegung. Um 100 kcal zu
verbrennen, müssen Sie – je nachdem, wie
schwer Sie sind – zwischen fast 40 und 22
Minuten gehen, 13 bis 7 Minuten laufen oder
25 bis 15 Minuten leichte Gymnastik machen
(siehe Tabelle „Verbrauch von 100 kcal bei
unterschiedlichem Körpergewicht").

Um 0,5 l Bier wieder zu verbrauchen, müssen
Sie sogar je nach Körpergewicht 80 bis 44
Minuten gehen oder 26 bis 14 Minuten
laufen. Für eine Tafel Schokolade ist es sogar
notwendig, zwischen 68 und 40 Minuten zu
laufen oder zwischen 138 und 81 Minuten
Gymnastik zu betreiben. (Anmerkung: Die
höchsten Werte beziehen sich auf ein Körpergewicht von 70 Kilo und die niedrigsten Werte auf
ein Körpergewicht von 120 Kilo.)

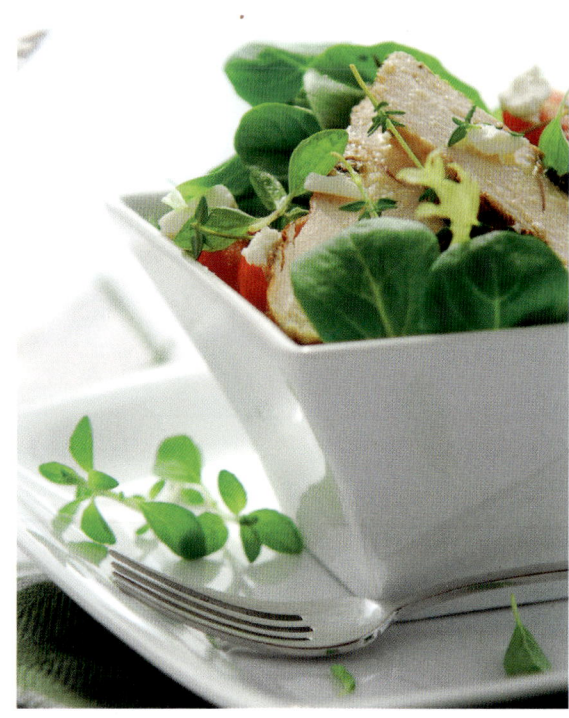

Verbrauch von 100 kcal bei unterschiedlichem Körpergewicht (Angaben sind Durchschnittswerte)

	70 kg	80 kg	90 kg	100 kg	110 kg	120 kg
Walking	37 Minuten	32 Minuten	29 Minuten	26 Minuten	24 Minuten	22 Minuten
Gymnastik	25 Minuten	23 Minuten	20 Minuten	18 Minuten	16 Minuten	15 Minuten
Radfahren 16 km/h	20 Minuten	18 Minuten	15 Minuten	14 Minuten	13 Minuten	12 Minuten
Wandern	18 Minuten	16 Minuten	14 Minuten	13 Minuten	12 Minuten	11 Minuten
Laufen 8 km/h	13 Minuten	11 Minuten	10 Minuten	9 Minuten	8 Minuten	7 Minuten

Energiezufuhr einschränken durch:

1. Auswahl energiearmer Speisen und Getränke, wie Gemüse, Obst oder auch Wasser, Mineralwasser und ungesüßte Tees

2. Bevorzugen von fettarmen Milch- und Milchprodukten, Fleisch- und Fleischwaren

3. Reduktion von zuckerhaltigen Getränken und Alkohol

4. Reduktion von Süßigkeiten, Süßem und Mehlspeisen und Co

5. Meiden von fettreichen Zubereitungsarten wie Frittieren, Panieren

Energiezufuhr erhöhen durch:

1. Zu-Fuß-Gehen kurzer Strecken

2. Verwenden von Treppen statt Rolltreppen

3. Bewegung zwischendurch: auch bei sitzender Tätigkeit aufstehen und einige Schritte gehen und die Mittagspause für einen kleinen Spaziergang nutzen

4. Betreiben von regelmäßigem Ausdauersport

TIPP

Die Kombination von vermehrtem Energieverbrauch durch Bewegung und verminderter Energieaufnahme durch die Ernährung gewährleistet langfristig Erfolg.

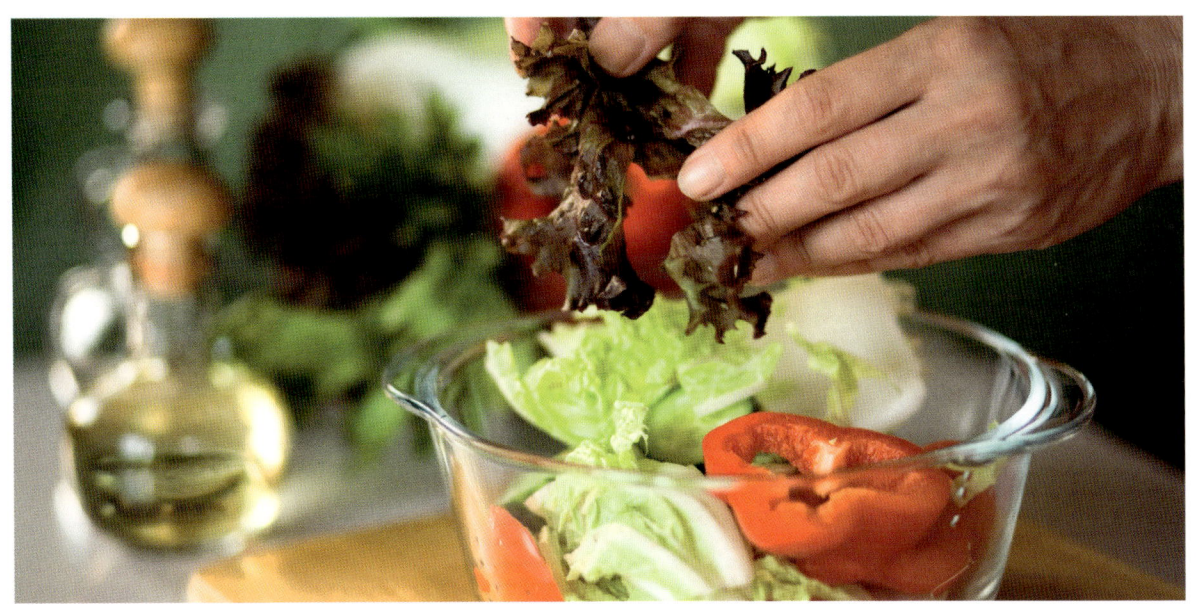

Kalorien-, Zucker- und Fettfallen meiden

Viele Lebensmittel und Speisen sind sehr kalorienhaltig, weil sie große Mengen an Fett und/oder Zucker enthalten. Nachdem Fett pro Gramm die doppelte Energie liefert wie Eiweiß oder Kohlenhydrate, sind fettreiche Lebensmittel und Speise immer besonders kalorienreich.

TIPP

Viele Kalorien bedeutet immer viel Fett und/oder Zucker. Jedes Gramm Fett liefert rund 9 kcal und jedes Gramm Zucker rund 4 kcal.

Vorsicht vor verstecktem Zucker

Zuckerlieferanten sind nicht nur „weißer" Haushaltszucker, sondern auch Traubenzucker (Glucose, Dextrose), Fruchtzucker (Fructose), Saccharose, Raffinade, Invertzucker, Malzzucker (Maltose), Milchzucker (Lactose), Glucosesirup, Fructosesirup, Maissirup, Fruchtsaftkonzentrat oder Maltodextrin. Auch Honig, Ahornsirup oder Trauben-/Birnendicksaft. All diese Zucker-arten enthalten ungefähr die gleiche Menge an Kalorien und sollten nur in kleinen Mengen genossen werden. Bei Produkten immer die Zutatenliste lesen und darauf achten, an welcher Stelle die Zuckerarten stehen. Je weiter vorn sie gereiht sind, desto mehr ist enthalten.

So reduzieren Sie Ihre Zuckerzufuhr

❱ Zuckermengen in Tee/Kaffee schrittweise reduzieren

❱ Gezuckerte Getränke so wenig wie möglich trinken

❱ In Backrezepten die Zuckermenge um ein Drittel reduzieren oder wenn möglich ganz durch Fruchtmus (passierte Bananen) ersetzen

❱ Gesüßte Müsli oder Milchprodukte durch Naturprodukte ersetzen und mit Obst süßen (Müsli mit Beeren, Jogurt oder Buttermilch mit Bananen, Erdbeeren u. a.)

❱ Süße Brotaufstriche wie Marmelade, Nuss-Nougat-Cremes durch Fruchtmus (pürierte Früchte) ersetzen

Viele fertige Produkte enthalten versteckte Zucker. So finden Sie diverse Zuckerarten nicht nur in Süßigkeiten, Mehlspeisen, Fruchtjogurts oder Jogurtsdrinks, sondern auch in Ketchup, fertigen Salaten (z. B. Rote-Rüben-Salat), Salat-saucen oder auch Tiefkühlfrüchten.

Auch einige Obstsorten und alle getrockneten Früchte enthalten große Mengen an natürlichem Fruchtzucker. Diese sollten wie alles Süßigkeiten nur in kleinen Mengen genossen werden.

TIPP

Ideal sind zusammengesetzte Zucker (Vielfach-zucker oder Polysaccharide) in Form von Stärke, Zellulose, Pektin oder Inulin aus Getreide und Getreideprodukten (vorzugsweise Vollkorn) und Gemüse, aber auch alle zuckerarmen Obstsorten. Dieser Zucker wird langsamer im Blut aufgenommen und lässt den Blutzuckerspiegel langsam ansteigen.

„Zuckergehalt" in Obst

	„Zucker" insgesamt*
Rosinen (100 g)	66 g
Datteln, getrocknet (100 g)	66 g
Feigen, getrocknet (100 g)	58 g
Pflaumen, getrocknet (100 g)	57 g
Marillen, getrocknet (100 g)	51 g
Kaki (1 Stk. 250 g)	34 g
Mango (1 Stk. 250 g)	22 g
Banane (1 Stk. 150 g)	22 g
Birne (1 Stk. 170 g)	20 g
Weintrauben (100 g)	15 g
Kirschen (100 g)	13 g
Orange (150 g)	10 g
Pflaumen (100 g)	10 g
Zwetschken (100 g)	8 g
Kiwi (1 Stk. 80 g)	8 g
Zuckermelone (100 g)	4 g

* „Zucker" insgesamt beinhaltet alle Zuckerarten inklusive Frucht- und Traubenzucker

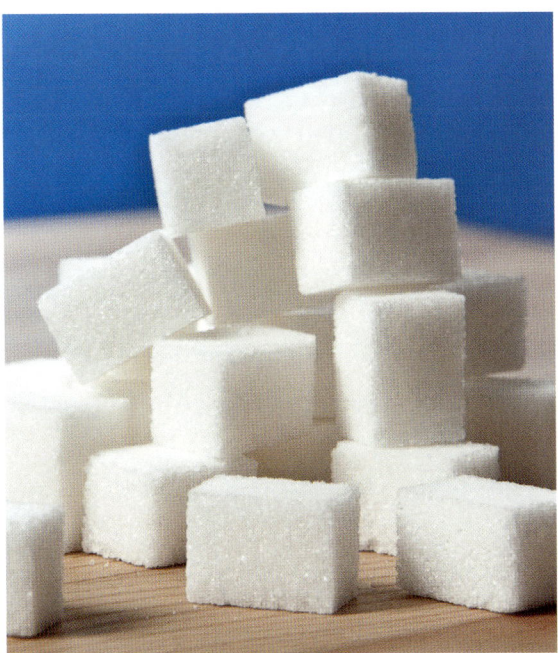

Zuckerfrei genießen?

Es gibt kalorienfreie Alternativen zu den energiehaltigen Zuckerarten. Zu ihnen zählen Süßstoffe wie Aspartam, Cyclamat, Saccharin oder auch das Steviolglykosid aus der Steviapflanze. Über sie wird viel diskutiert und spekuliert, ob sie eventuell nicht doch zusätzlichen Appetit auslösen und vieles mehr.

Mittlerweile wurde der Einfluss von Süßstoffen auf den Appetit und auf die Gewichtsentwicklung auch schon zahlreichen wissenschaftlichen Tests unterzogen. Die Ergebnisse sind jedoch nicht eindeutig.

Es gibt aber Hinweise, dass die appetitanregende Wirkung wegfällt beziehungsweise geringer ausfällt, wenn gleichzeitig energiehaltige Nährstoffe aufgenommen werden (z. B. Jogurt mit Süßstoffen, da Jogurt auch noch Eiweiß enthält, das Kalorien enthält). Anders ist es beispielsweise bei süßstoffgesüßten Softdrinks. Diese können appetitsteigernd wirken, wenn sie alleine getrunken werden, nicht aber wenn dazu eine Kleinigkeit gegessen wird.

Auf alle Fälle können sie mithelfen, Kalorien einzusparen, wenn durch sie kalorienhaltige Zuckerarten ersetzt werden. Ob dies jedoch erforderlich ist, muss jeder für sich selbst entscheiden. Als Alternative hat man immer noch die Möglichkeit, insgesamt weniger Zucker, Fruchtzucker oder Honig zu verwenden.

Fett reduzieren

Fett liefert doppelt so viel Energie wie Kohlenhydrate und Eiweiß. Je mehr man also Fett einspart, desto niedriger wird die Kalorienzufuhr.

❭ Fettarme Fleischsorten und Wurstwaren bevorzugen

❭ Sichtbares Fett bei Fleisch wegschneiden

❭ Streichfette wie Butter oder Margarine immer sehr sparsam verwenden

❭ Huhn und Pute ohne Haut essen

❭ Milch, Milchprodukte und Käse mit niedriger Fettstufe bevorzugen

❭ Keine fettreichen Zubereitungsarten wie Panieren oder Frittieren

❭ Salatdressing mit wenig Öl oder Jogurtdressing zubereiten

❭ Suppen und Saucen nicht mit Rahm, sondern durch püriertes Gemüse binden

❭ Butter, Margarine durch Magertopfen sowohl bei Aufstrichen als auch bei Backrezepten ersetzen

❭ Bei Rührkuchen und Muffins Butter, Margarine oder Öl durch Jogurt oder Buttermilch austauschen

❭ Beschichtete Pfannen, Silikonbackformen, Backfolien und Backpapier verwenden

Fettgehalt in Lebensmitteln

	Fett		Fett
Chips (1 Pkg. 175 g)	60 g	Schokolade (1 Tafel 100 g)	32 g
Avocado (1 Stk.)	53 g	Emmentaler (100 g)	28 g
Erdnüsse geröstet (100 g)	50 g	Leberkäse (100 g)	26 g
Salami (100 g)	44 g	Pommes frites (175 g)	25 g
Backhuhn (1 Port.)	43 g	Mozzarella (100 g)	20 g
Tiramisu (1 Port.)	36 g	Butter (1 EL)	10 g
Croissant (1 Stk.)	35 g	Vollmich (250 ml)	9 g
Käsekrainer (1 Stk.)	34 g	Schlagobers (Sahne) (1 EL)	5 g

der Zubereitung von Speisen können Sie mit Kräutern und Gewürzen arbeiten und diese so besonders schmackhaft machen.

Achtung: Jeder Löffel Öl enthält bereits 10 Gramm Fett und fast 100 kcal.

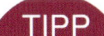

TIPP

Wenn man abnimmt, sollte man insgesamt täglich nicht mehr als 40 Gramm Fett essen.

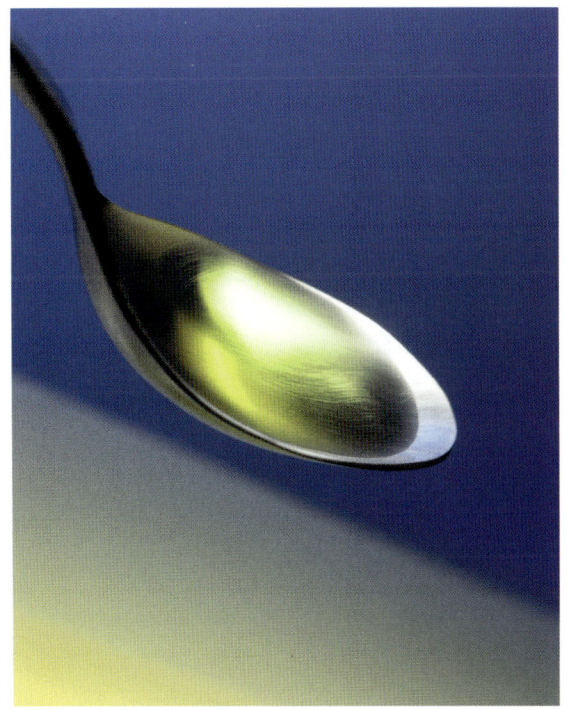

Fett ist jedoch ein wichtiger Geschmacksträger und macht Speisen erst so richtig schmackhaft. Fettreiche Speisen schmecken deshalb so besonders lecker, während fettarme Produkte oft als „fad" oder „geschmacklos" gezeichnet werden.

Reduzieren Sie deshalb nicht sofort das ganze Fett aus Ihrem Essen, sondern gehen Sie schrittweise vor. So können Sie sich langsam an den fettarmen Geschmack gewöhnen. Bei

Sattmacher bevorzugen

Zu den Sattmachern gehören einerseits die **Ballaststoffe,** andererseits auch **Eiweiß.** Ballaststoffe in Gemüse, Obst, Hülsenfrüchten und Vollkorngetreide tragen zu einem Völlegefühl bei, indem sie den Magen füllen und so dafür sorgen, dass weniger gegessen wird.

Gemüse hat noch zusätzlich den Vorteil, dass es kalorienarm ist und dass man dadurch sehr große Portionen essen kann.

Voluminöse, kalorienarme Speisen wie Salate oder Gemüsesuppen, die ohne Fett und Obers (Sahne) zubereitet sind, führen auch zur Dehnung des Magens und somit zur Sättigung.

Ballaststoffreiche Lebensmittel

Pro 100 g	Ballast-stoffe
Weizenkleine	45 g
Leinsamen	35 g
Mohn	21 g
Topinambur	13 g
Sojabohne, gekocht	12 g
Sesam	11 g
Apfel und Marille, getrocknet	11 g
Weizen-, Gerstenflocken	10 g
Vollkornbrot	9 g
Kürbiskerne	9 g
Kichererbsen, gekocht	8 g
Brombeere	7 g
Sonnenblumenkern, Pinienkerne	6 g
Haferflocken	5 g
Quitte, Rosinen, Ribisel, Heidelbeere, Himbeere	5 g
Sauerkraut, Paprika, Schwarzwurzel, Karotten	4 g

Eiweißreiche Lebensmittel

Pro 100 g	Eiweiß
Schnittkäse, fettarm	37 g
Emmentaler	30 g
Zander	29 g
Hühnerfleisch, mager	24 g
Linsen	23 g
Fleisch div. Sorten, mager	21 g
Forelle	21 g
Schinken	20 g
Lachs	18 g
Walnuss	14 g
Ei	13 g
Magertopfen	13 g
Tofu	13 g
Cottage, 10 % Fett	13 g
Jogurt, fettarm	9 g
Bohnen, weiß	9 g

Die besten ballaststoffreichen Nahrungsmittel und Speisen für die Mahlzeiten:

❱ Salat mit Jogurtdressing als Vorspeise

❱ Gemüsesuppen

❱ Gemüse immer als Beilage

❱ ein Stück Obst als Nachspeise

❱ eine Scheibe Vollkornbrot oder ein Vollkornweckerl

❱ Linsen und Bohnen als Beilagen und Grundlage von Aufstrichen

Eiweiß sättigt im Vergleich zu den anderen Nährstoffen besser und länger, da es Einfluss auf Sättigungshormone hat. Eiweißreich sind Fisch, fettarmes Fleisch, Milch- und Milchprodukte und Hülsenfrüchte und auch Nüsse. Obwohl bis jetzt der wissenschaftliche Nachweis fehlt, kann eine eiweißreiche Abendmahlzeit beim Abnehmen hilfreich sein. Also am Abend keine große Nudel- oder Reisgerichte oder viel Brot, sondern gedünstetes Gemüse mit Fisch, Tofu oder magerem Fleisch oder Buttermilch, Jogurt oder Topfen.

TIPP
Essen Sie zu jeder Mahlzeit ein ballaststoffreiches Lebensmittel und eine kleine Eiweißportion.

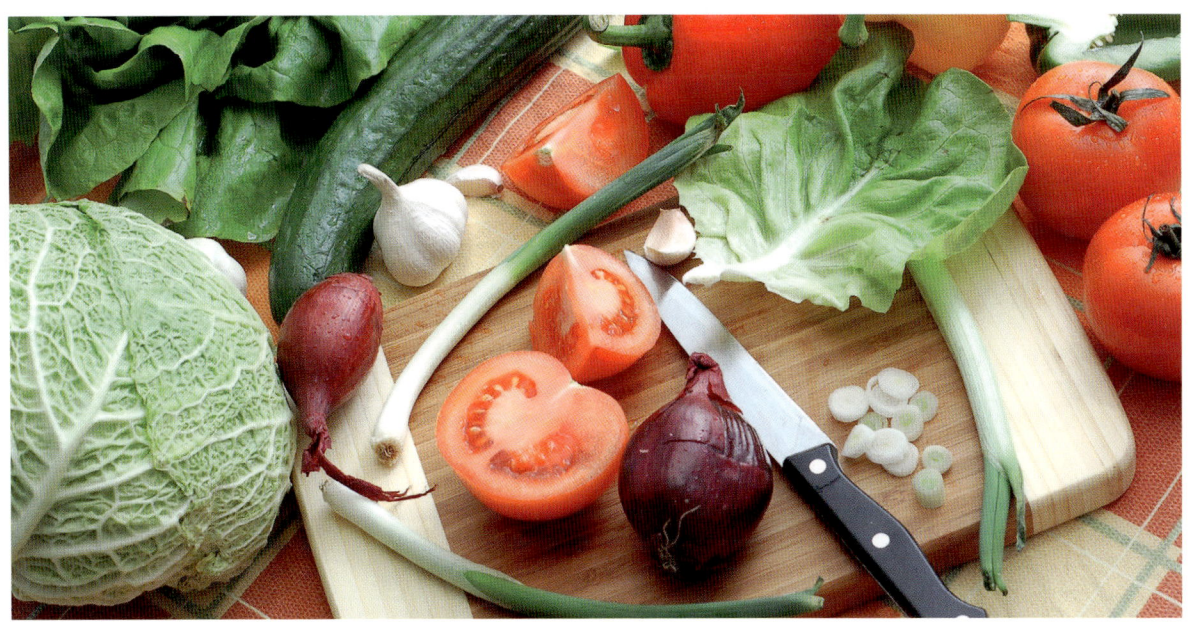

Beispiele für Mahlzeiten:

Frühstück	Vollkornbrot mit fettarmem Käse/Wurst
	Vollkornbrot mit Topfenaufstrich
	Ungesüßtes Müsli mit Jogurt und Obst
	Getreidebrei mit Magermilch
Zwischenmahlzeit	Jogurt mit einer Scheibe Vollkornbrot
	Buttermilch mit Obst
	Topfencreme mit frischen Früchten
	Lachs-Pumpernickel-Terrine (S. 60)
	Rote Bohnencreme (S. 64)
	Räucherlachs-Tartar (S. 70)
	Melonenspieße mit Limetten-Minze-Dip (S. 166)
Hauptmahlzeit Mittag	Rucola-Käse-Salat mit Tomaten und Knoblauchbaguette als Vorspeise (S. 48)
	Gratinierte Gemüselaibchen (S. 78)
	Mangoldrouladen mit Grünkern-Schafkäse-Füllung (S. 84)
	Fischroulade mit Rosmarinkartoffeln (S. 102)
	Penne mit Tomaten, Sardellen und Kapern (S. 112)
	Curry-Geschnetzeltes mit Reis (S. 122)
Hauptmahlzeit Abend	Gemüse-Tofu-Curry (S. 80)
	Scharfes Tomaten-Kichererbsen-Ragout (S. 86)
	Kräuterfisch mit Kartoffel-Zucchini-Gemüse (S. 106)
	Lauwarmer Lachs mit mariniertem Gemüse (S. 110)
	Schweinsfilet mit Gemüse in der Folie (S. 118)
	Zitronen-Huhn mit Zucchini (S. 124)

Bewusst ernähren – keine Verbote

Prinzipiell gilt: Alles darf gegessen werden. Ausschlaggebend ist, wie viel man isst und in welcher Frequenz. Energiereiche Speisen und auch Süßigkeiten, Knabbereien etc. sollte man nur selten und in kleinen Mengen essen beziehungsweise genießen. Verbote erzeugen schlechtes Gewissen und Heißhungerattacken mit dem Resultat, dass man unkontrolliert viel zu viel isst und das nicht einmal genießen kann. Außerdem denkt man häufig an verbotene Speisen. Je mehr man sich verbietet, desto größer ist der Leidensdruck.

Wer immer nur aus Vernunftgründen kalorienarmes, gesundes Essen isst, hat langfristig das Gefühl nie „ordentlich" gegessen zu haben und ist auch nie richtig satt.

Kleine Umstellungen, die viel bringen

Viele kleine Schritte führen besonders effektiv zum Ziel. Sie verhindern das Alles-oder-nichts-Prinzip. Dabei wird erst auf alles verzichtet und dann wieder auf gar nichts. Das Resultat ist natürlich wie bei vielen Diäten, dass man zwar vorerst Gewicht abnimmt, aber dann auch wieder zunimmt.

Wenn Sie nur auf eine Tafel Schokolade pro Woche verzichten, sparen Sie dadurch 540 kcal pro Woche ein, ein Bier pro Tag (0,5 l) weniger schlägt sich aber schon mit einem Minus von 1.400 kcal pro Woche zu Buche.

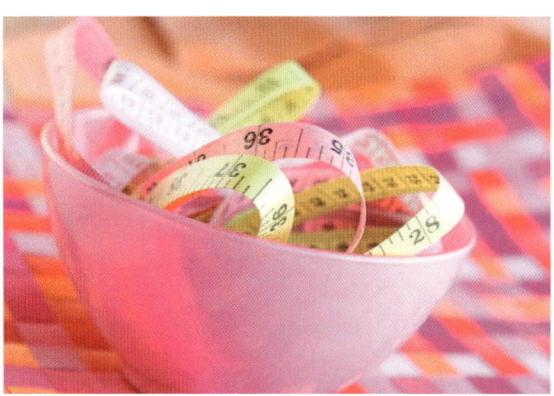

TIPP

Ermitteln Sie Ihre häufigsten „Ernährungssünden" und managen Sie Ihren Konsum, indem Sie diese einplanen und für Ausgleich sorgen (einen Schokotag / Schnitzel- oder Chipstag pro Woche, nur einmal Süßes in ganz kleinen Mengen am Tag, pro Stück Torte eine Stunde Ausdauersport usw.).

Alternativen finden

Für die meisten kalorienreichen Lebensmittel und Speisen gibt es energieärmere Alternativen. Bleiben Sie aber bei der Geschmacksrichtung, sonst ist es oft keine Alternative, sondern nur ein schlechter Kompromiss. Wenn Sie Deftiges wie Salami oder Schweinsbraten essen wollen, wählen Sie mageren Schinken oder Schweins-lungenbraten, und wenn Sie Lust auf Süßes wie ein Stück Malakofftorte oder eine Topfengolatsche haben, essen Sie ein Stück Biskuitroulade oder ein Vollkornbrot mit Fruchtaufstrich. Statt Cremeeis empfiehlt es sich, Sorbets zu essen, und statt Pommes frites Petersilienkartoffeln.

Alternative	Einsparung pro Portion
Statt 1/4 Stück Backhuhn 1/4 Stück Grillhuhn	bis zu 400 kcal
Statt Döner Kebab ein Kornweckerl mit Schinken	bis zu 390 kcal
Statt Croissant ein Kipferl	bis zu 380 kcal
Statt Spaghetti Carbonara Spaghetti Bolognese	bis zu 280 kcal
Statt Schinken-Käse-Toast ein Brot mit Schinken	bis zu 250 kcal
Statt Pommes frites (170 g) in der Schale gekochte Kartoffeln (200 g)	bis zu 200 kcal
Statt Grießnockerlsuppe Gemüsesuppe natur	bis zu 200 kcal
Statt Mozzarella mit Tomaten einen gemischten Salat mit Jogurtdressing	bis zu 200 kcal
Statt Schnitzel mit Pommes und Salat Schnitzel mit Reis und Salat	bis zu 190 kcal
Statt Leberkäsesemmel Schinkenweckerl	bis zu 180 kcal
Statt Kartoffelsalat mit Mayonnaise (210 g) Kartoffelsalat mit Essig und Öl (210 g)	bis zu 160 kcal
Statt Schokoriegel eine Banane	bis zu 150 kcal
Statt gebackenem Fisch gegrillten Fisch	bis zu 120 kcal
Statt 250 ml Sauermilch 250 ml Buttermilch	bis zu 70 kcal
Statt 250 ml Vollmilch 250 ml Magermilch	bis zu 60 kcal

Was kleine Kalorieneinsparungen bringen

Wenn Sie täglich 100 kcal unter Ihrem persönlich ermittelten Bedarf essen, dann können Sie damit theoretisch pro Jahr 5 Kilo Körperfett (!) abbauen, mit 150 kcal täglich sogar 7,5 Kilo (!). Wichtig ist hier Ihr persönlich ermittelter Bedarf (siehe auch Tages- und Wochenwert). Wenn Sie nämlich in der letzten Zeit immer etwas zugenommen haben und jetzt einfach 100 bzw. 150 kcal weniger essen, wird sich nichts tun. Die Zunahme des Körpergewichtes zeigt ja, dass Sie zu viel gegessen haben, und auch dieses Zuviel, das letztendlich zur Gewichtszunahme geführt hat, muss eingespart werden. Konnten Sie hingegen im

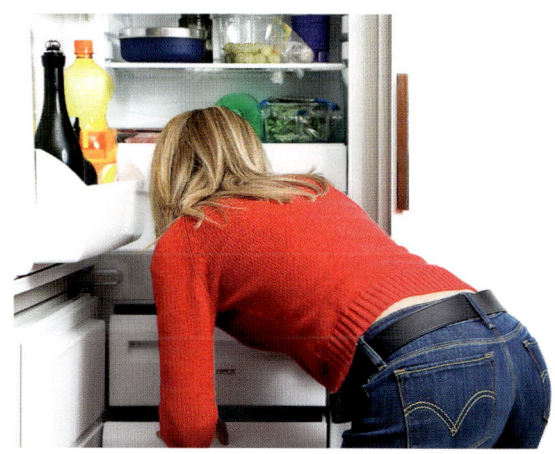

letzten Jahr Ihr Gewicht halten, werden Sie mit den kleinen Einsparungen bereits tatsächlich abnehmen können.

Minus		Einsparung pro Jahr	Entspricht einer Reduktion von Körperfett in kg
–50 kcal/Tag	50 kcal sind enthalten in: 1 Stk. Praline, 10 g Salami, 1 EL Schlagobers (Sahne), 1 kleiner EL Zucker, 1 kleiner Schnaps, 1 EL Cocktailsauce, 2 Stk. Sahnekaramellen, 1 großer EL Marmelade, 1 kleiner EL Nuss-Nougat-Creme, 1 Stk. Vanillekipferl	18.000 kcal	–2,5 kg
–100 kcal/Tag	100 kcal sind enthalten in: 1 EL Öl, 1 Glas Limonade, 1 Rippe Schokolade, 1 Glas Wein, 30 g Emmentaler, 1 Ei, 1 EL Sauce Tatare, 1 EL Mayonnaise	36.400 kcal	–5 kg
–150 kcal/Tag	150 kcal sind enthalten in: 1 Stk. Semmel, 1 Kugel Cremeeis, 50 g Leberkäse, 250 ml Fruchtnektar	54.500 kcal	–7,5 kg
–200 kcal/Tag	200 kcal sind enthalten in: 0,5 l Bier, 1 Becher Fruchtjogurt, 2 Kugel Fruchteis, 1/2 Stk. Debreziner, 1 Stk. Krapfen, 1/2 Topfengolatsche	72.800 kcal	–10 kg
–500 kcal/Woche	500 kcal sind enthalten in: 1 Tafel Schokolade, 1 Packung Chips, 1 Packung Tortilla Chips, 100 g Cracker, 100 g Bananenchips, 1 Stk. Schokoladentorte, 1 Bratwurst, 1 Port. Kaiserschmarren	26.000 kcal	– 3,7 kg

Statt Limonade Wasser: Wenn Sie täglich ein Glas Limo durch Wasser ersetzen, sparen Sie pro Tag 100 kcal und pro Jahr 36.400 kcal – das entspricht ca. 5 Kilo Körperfett!

Fettarmes Jogurt statt herkömmliches Jogurt: Wenn Sie täglich ein normales Jogurt (Naturjogurt 250 g) durch ein fettarmes (1 % Fett, 250 g) ersetzen, sparen Sie sich pro Tag 52 kcal und pro Jahr 18.930 kcal – das entspricht 2,7 Kilo Körperfett!

Kaffee oder Tee ohne Zucker: Wenn Sie täglich auf einen Teelöffel Zucker bei drei Getränken verzichten, sparen Sie pro Tag ca. 50 kcal und pro Jahr 18.200 kcal – das entspricht ca. 2,6 Kilo Körperfett!

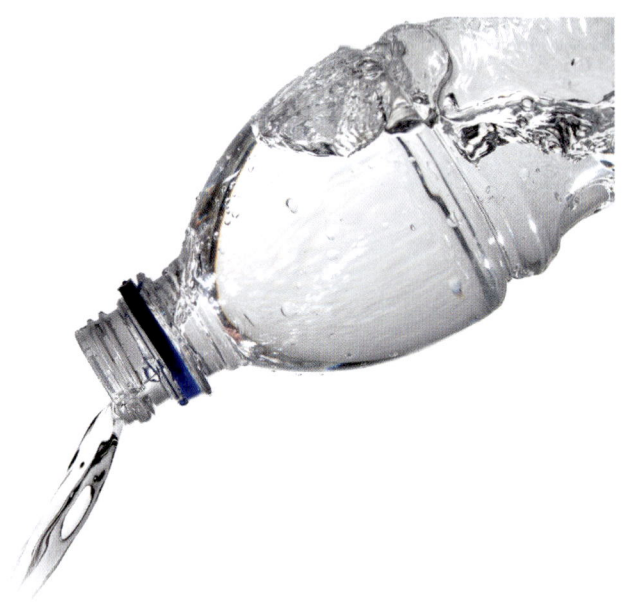

Auf Qualität achten

Wer seine Energiezufuhr einschränkt, sollte ganz besonders auf die Qualität der Ernährung achten, da ausreichend Vitamine, Mineralstoffe und sonstige Schutzstoffe zugeführt werden müssen. Ein kritischer Mangel entsteht zwar meist sehr langsam, aber eine leichte Unterversorgung kann sich beispielsweise durch Müdigkeit, Konzentrationsdefizite und erhöhte Infektionsanfälligkeit schon bald bemerkbar machen.

Mit dem Ernährungs-Check (siehe Seite 31) können Sie sehr leicht überprüfen, ob Sie richtig essen und ob Ihr Körper alle wichtigen Nährstoffe in ausreichender Menge erhält.

Die Checkliste gilt für eine Woche. Jeder Kreis entspricht einer Portion. Am Ende der Woche sollte in den grünen Feldern kein Kreis frei sein. Von Nüssen, Samen und Ölen (gelb) sollten Sie nicht mehr konsumieren (sehr energiereich), die roten Felder beschreiben die maximal empfohlene Menge.

Ein wichtiger Aspekt der Qualität ist auch die Nachhaltigkeit. Kaufen Sie möglichst Bioprodukte, regional und saisonal, Fisch aus nachhaltigem Fang sowie Kaffee, Tee und Südfrüchte aus fairem Handel. Das ist nicht automatisch gesünder, aber besser für Mensch, Tier und Umwelt.

Der Ernährungs-Check

Lebensmittel-gruppe	1 Portion entspricht	Portionen						
		1. Tag	2. Tag	3. Tag	4. Tag	5. Tag	6. Tag	7. Tag
Flüssigkeit	1/4 Liter vorzugsweise Wasser, Mineralwasser, ungesüßter Tee	○○○○○○○	○○○○○○○	○○○○○○○	○○○○○○○	○○○○○○○	○○○○○○○	○○○○○○○
Getreide und Getreideprodukte	30 g Brot (Vollkorn) 30 g Getreideflocken 125 g Nudeln, Reis, diverses Getreide (gekocht)	○○○○	○○○○	○○○○	○○○○	○○○○	○○○○	○○○○
Gemüse und Obst	Gemüse: 125 g rohes oder gekochtes Gemüse Obst: z. B. 1 mittelgroßer Apfel, 125 g Erdbeeren	○○○○○	○○○○○	○○○○○	○○○○○	○○○○○	○○○○○	○○○○○
Milch und Milchprodukte (fettarm)	50 g Käse 100 g Topfen (Quark) 1/4 l Milch oder Milchprodukte	○○	○○	○○	○○	○○	○○	○○
Nüsse, Samen, pflanzliche Öle	10 g	○	○	○	○	○	○	○
Hülsenfrüchte und Soja	125 g gekochte Hülsenfrüchte, 100 g Tofu oder 1/4 l Sojamilch		○	○	○	○		
Fleisch und Wurstwaren	100 g Fleisch (mager) oder Geflügel (ohne Haut) oder Wurst	maximal		○	○	○		
Ei	1 Stück	maximal		○	○	○		
Fisch	100 g	mindestens			○	○		

Allgemeine Tipps rund ums Essen

Gewohnheiten erkennen

Das Essverhalten entwickelt sich vom ersten Tag nach unserer Geburt an und viele kleine Fehler schleichen sich im Laufe des Lebens ein beziehungsweise werden zu Gewohnheiten, die schwer wieder wegzubringen sind. Man isst etwa häufig, wenn man keinen Hunger hat, oder nebenbei und viel zu schnell. Für viele ist Essen auch ein Trostpflaster, ein Langeweilekiller oder ganz einfach eine Belohnung. Sogar Stress, Kummer und Ärger lassen sich wegessen, führen aber dazu, dass man langfristig Probleme mit dem Gewicht bekommt.

Die wichtigsten Regeln

1. Langsam essen: Wer schnell isst, isst mehr und merkt zu spät, dass er schon satt ist. Erst nach 20–30 Minuten signalisiert der Körper, dass er genug hat.

2. Wählen Sie kleine Portionen aus: Große Portionen verführen zum Mehressen, man gewöhnt sich rasch daran und fühlt sich dann bei kleinen Portionen nie richtig satt, obwohl ausreichend gegessen wurde.

3. Kleine Teller, Dessertschalen und Servierschüssel lassen Portionen größer erscheinen und kleine Löffel reduzieren die Menge an Essen.

4. Dunkle Teller – beispielsweise schwarze, dunkelblaue oder auch violette – sind Appetitbremser.

5. Bei verführerischen Leckereien auf Monotonie setzen: Bei einer großen Auswahl an Keksen und Pralinen wird mehr gegessen als bei einer Pralinen- oder Kekssorte.

6. Farbenfrohes nur bei Obst und Gemüse. Von verschiedenfarbigen Bonbons, Fruchtgummis oder sonstigen Naschereien wird mehr genascht als nur bei einfarbigen. Vielfältigkeit im Angebot von Obst und Gemüse animiert auch zum Essen, enthält aber wenig Kalorien, dafür viele Schutzstoffe.

7. Aufs Essen konzentrieren: Nebentätigkeiten wie Fernsehen, Lesen oder E-Mailen lenken ab, man merkt gar nicht, wie viel und schlimmstenfalls was gegessen wurde.

8. Essen außer Reichweite aufbewahren nach dem Motto „aus den Augen aus dem Sinn". Steht Leckeres in Griffweite, wird automatisch zugelangt. Aber auch der Geruch von Essen kann Appetit auslösen und zum Verführer werden.

9. Immer im Sitzen am Esstisch essen und nicht im Stehen, beim Autofahren, auf der Couch, in öffentlichen Verkehrsmitteln oder beim Bummeln in der Stadt.

10. Längere Pausen zwischen der Nahrungsaufnahme einlegen! Snacken Sie nicht ständig, sondern essen Sie eine Mahlzeit und machen Sie dann eine Esspause von mindestens drei bis vier Stunden.

11. Lassen Sie sich nicht von den vielen Köstlichkeiten verführen. Wenn Sie Essen sehen oder riechen, überlegen Sie immer, ob Sie tatsächlich hungrig sind, und warten Sie vorab noch fünf Minuten

12. Trinken Sie kalorienfreie Getränke aus breiten, flachen Gläsern, jedoch kalorienhaltige aus schmalen, hohen Gläsern, da man sich hier weniger einschenkt.

Essfallen meiden

❱ **Wenig Schlaf verleitet zum Mehressen:**
Schlafmangel führt dazu, dass appetitanregende Botenstoffe vermehrt ausgeschieden werden und dass Hunger und Appetit auch schon bei kurzfristigem Schlafentzug ansteigen. Je kürzer man schläft, desto größer ist das Risiko, dass man zu viel isst – und das bei allen Mahlzeiten am nächsten Tag.

❱ **Mit anderen essen:**
Wer in Gesellschaft isst, isst meist mehr – sowohl zu Hause als auch im Restaurant oder in der Kantine. Je größer die Gruppe ist, mit der man isst, desto höher fällt auch meist die Energiezufuhr aus. Wählen Sie deshalb, wenn Sie mit anderen essen, ganz bewusst kalorienarme Gerichte aus.

❱ **Aus den Augen, aus dem Sinn:**
Alles, was in Blickweite ist, verführt zum Essen. Aber auch die Schokolade in der Schreibtischlade schreit förmlich danach, gegessen zu werden. Verbannen Sie Konfektschalen von Ess- oder Schreibtisch und platzieren Sie alle kalorienhaltigen Lebensmittel außer Reichweite.

TIPP

Reduzieren Sie die Energieaufnahme durch langsames Essen, längeres Kauen und legen Sie ab und zu das Besteck weg.

Die richtige Vorbereitung

Zeit fürs Einkaufen einplanen

Einkaufen ist ein wichtiger Schritt bei der richtigen Nahrungsauswahl. Das Angebot ist riesig und meist lässt der Zeitdruck nicht zu, dass man in Ruhe verschiedene Produkte vergleicht. Aus Gewohnheit greift man dann immer wieder zu den gleichen Produkten. Verführerische Düfte, angenehme Musik und Sonderangebote verleiten zum Zugriff.

1. Einkäufe immer satt und nicht hungrig durchführen

2. Immer mit einer Einkaufsliste einkaufen

3. Etiketten genau lesen, insbesondere bei neuen und unbekannten Produkten. Entweder die Nährwertgehalte anschauen oder auch die Zutatenliste lesen. Diese ist nämlich nach der Menge gereiht. Steht Zucker oder Fett schon ganz vorn, ist das Produkt auch dementsprechend kalorienreich.

4. Produkte vergleichen

5. Große Packungen insbesondere bei Süßem und Knabbergebäck meiden

6. Denken Sie daran: Was Sie einkaufen, essen Sie auch.

Selbst zu kochen hilft beim Abnehmen

Wenn man selbst kocht, kennt man alle Zutaten und kann diese auch gezielt auswählen. Außerdem kann man die richtige Zubereitungsmethode und natürlich auch die Portionsgröße wählen.

Eine aktuelle Studie hat gezeigt, dass Rezepte von bekannten Fernsehköchen besonders kalorien-, fett- und salz- und zuckerreich sind. Im Vergleich zu Fast-Food-Produkten aus Supermärkten schneiden sie sogar schlechter als diese ab.

Die untersuchten Rezepte hatten pro Portion über 600 kcal und durchschnittlich 27 Gramm Fett. Werfen Sie einmal einen kritischen Blick in Ihre Kochbücher. Bei vielen sind schon Nährwertangaben vorhanden. Sie werden sehen, Rezepte unter 400 kcal pro Portion sind äußerst selten.

Viele Rezepte lassen sich aber ganz einfach „entschlanken". Mit einigen Tipps und Tricks gelingen kalorienarme Speisen, die aber noch immer köstlich schmecken.

Zutaten gut auswählen

❯ Magertopfen ist ideal als Basis für viele Nachspeisen und Aufstriche. Mit Mineralwasser verrührt wird er sehr cremig.

❯ Fettarmes Jogurt wird zum Rahmersatz, wenn man es durch einen Kaffeefilter abtropfen lässt. Die Molke läuft ab und ein sehr festes Jogurt entsteht.

❯ Obst dienst als ideales Süßungsmittel in Form von Fruchtpürees für Naturjogurts, Topfencremes oder Müslis, aber auch für die Zubereitung von Kuchen oder Müsliriegeln.

❯ Püriertes Gemüse bindet Saucen und Suppen und kann auch als Beilagenpüree verwendet werden. Besonders eignen sich neben Kartoffeln oder Kürbissen auch Karfiol, Pastinaken oder Sellerie.

❯ Fettarmes Fleisch hilft Fett einzusparen. Huhn und Pute ohne Haut und Wild sind besonders fettarm, aber auch viele Teilstücke von anderen Tieren (wie Lungenbraten vom Schwein, Rind) sind mager.

Die richtigen Zubereitungsmethoden

Nachdem jeder Esslöffel Fett bereits 100 kcal liefert, sind alle fettarmen Zubereitungsmethoden ideal zum Einsparen von Fett und Kalorien.

Beschichtete Pfannen, Römertopf, aber auch Backpapier, Backfolien und beschichtete Backformen sind Grundbestandteil einer schlanken Küche. Mit Hilfe eines Dampfgarers oder Dämpfeinsätzen können nicht nur Gemüse, sondern auch beispielsweise Fisch, Knödel und süße Aufläufe schonend und fettarm gegart werden.

statt	
panieren, frittieren	dämpfen, in Folie braten
einbrennen	mit passiertem, mitgekochtem Gemüse oder einer geriebenen Kartoffel eindicken
Bechamelsauce	Magerjogurt mit Ei verrühren
Rahm oder Obers (Sahne)	fettarmes Jogurt, abgetropft

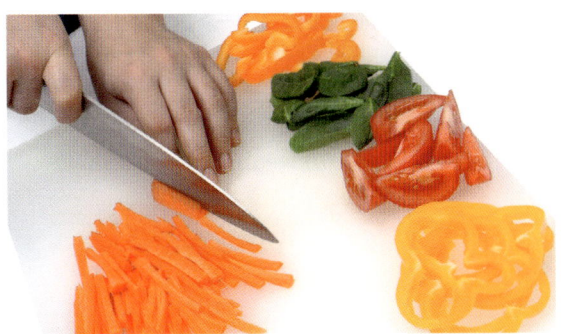

Suppen
& Salate

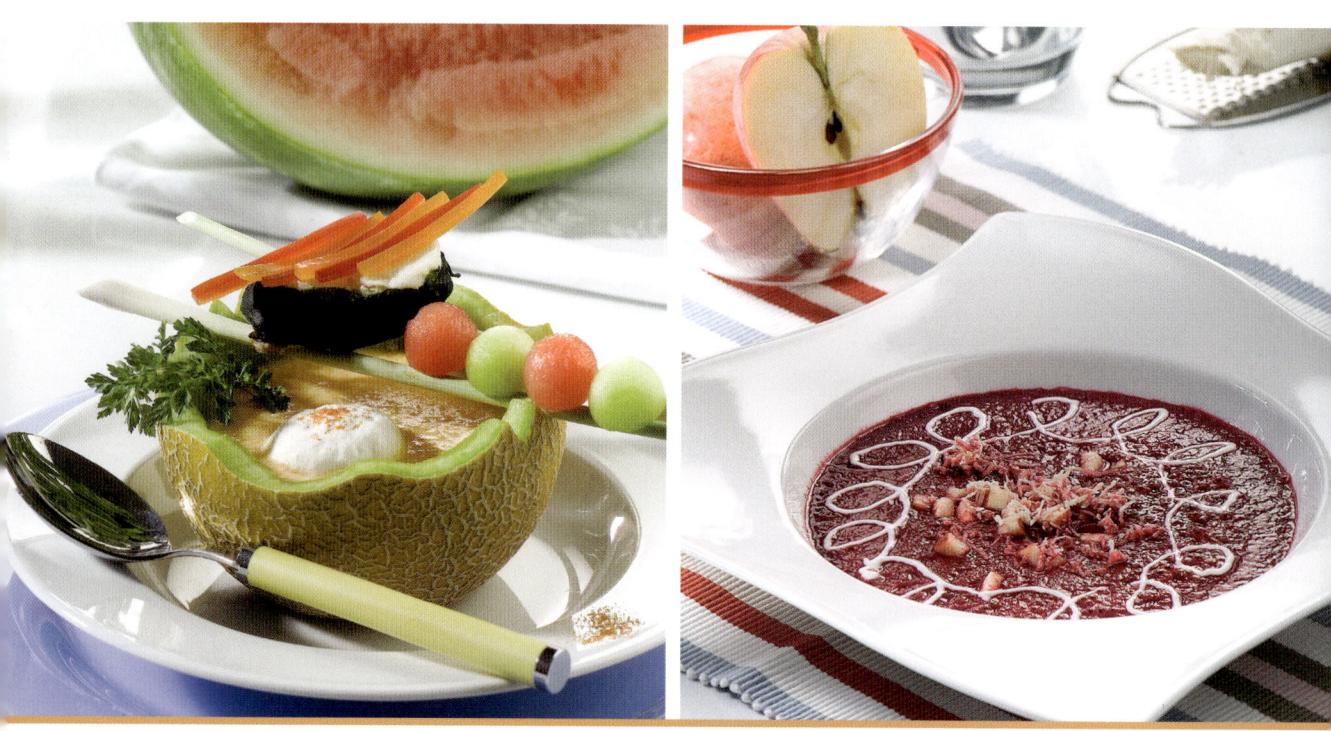

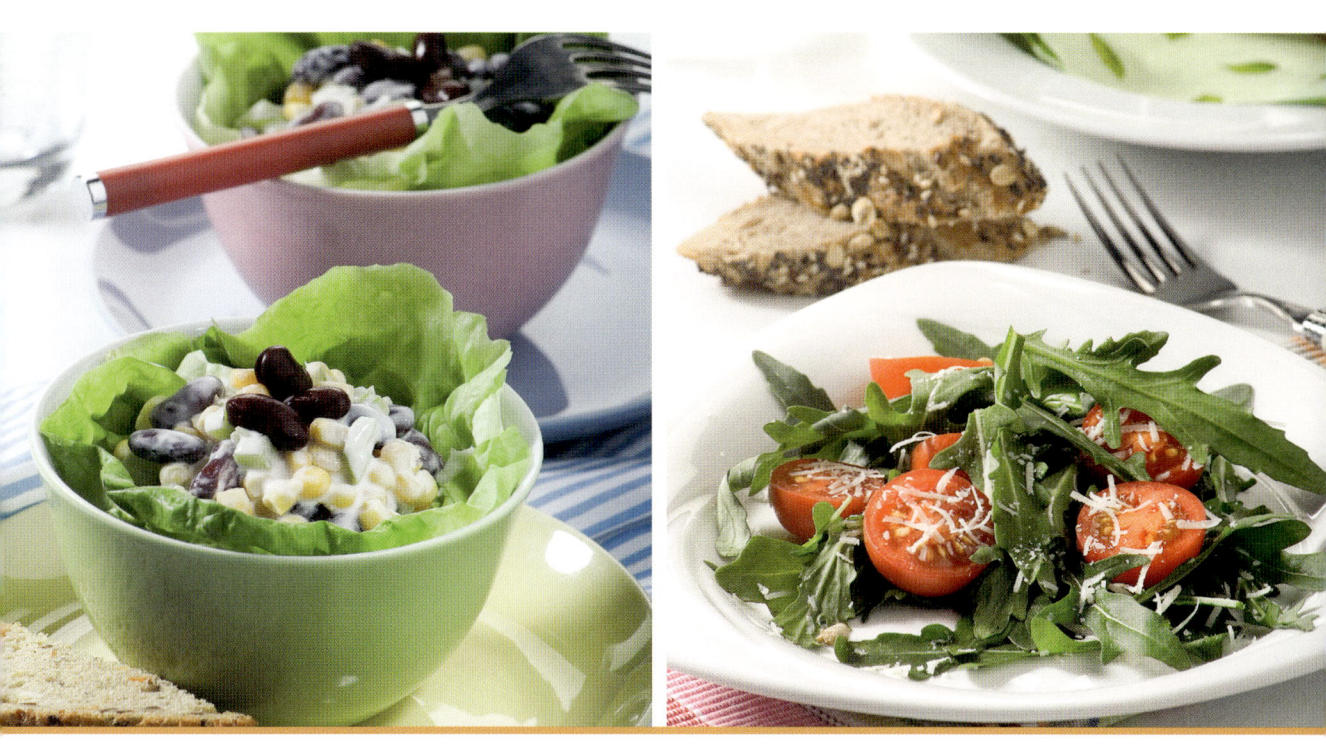

Kalte Gurkensuppe mit Milchhäubchen

2 PORTIONEN

1 Salatgurke

125 ml Gemüsebrühe

250 g fettarmes Jogurt

1 EL Dill

1/2 Knoblauchzehe

Salz, Pfeffer

Zitronensaft

50 ml gekühlte Magermilch

ZUBEREITUNG:

Gurke waschen, der Länge nach halbieren, schälen und die Kerne mit einem Löffel entfernen. In grobe Stücke schneiden und gemeinsam mit der kalten Suppe und dem Jogurt pürieren. Dill und Knoblauch fein hacken, zur Suppe geben und gemeinsam mit Salz, Pfeffer und Zitronensaft abschmecken. Im Kühlschrank kalt stellen.

Kurz vor dem Servieren gekühlte Magermilch mit einem Milchschäumer aufschäumen und damit die Suppe garnieren.

Nährwerte pro Portion:

kcal	88
Eiweiß	6 g
Fett	2 g
Kohlenhydrate	10 g
Ballaststoffe	91 g
Cholesterin	4 mg
Broteinheiten	1

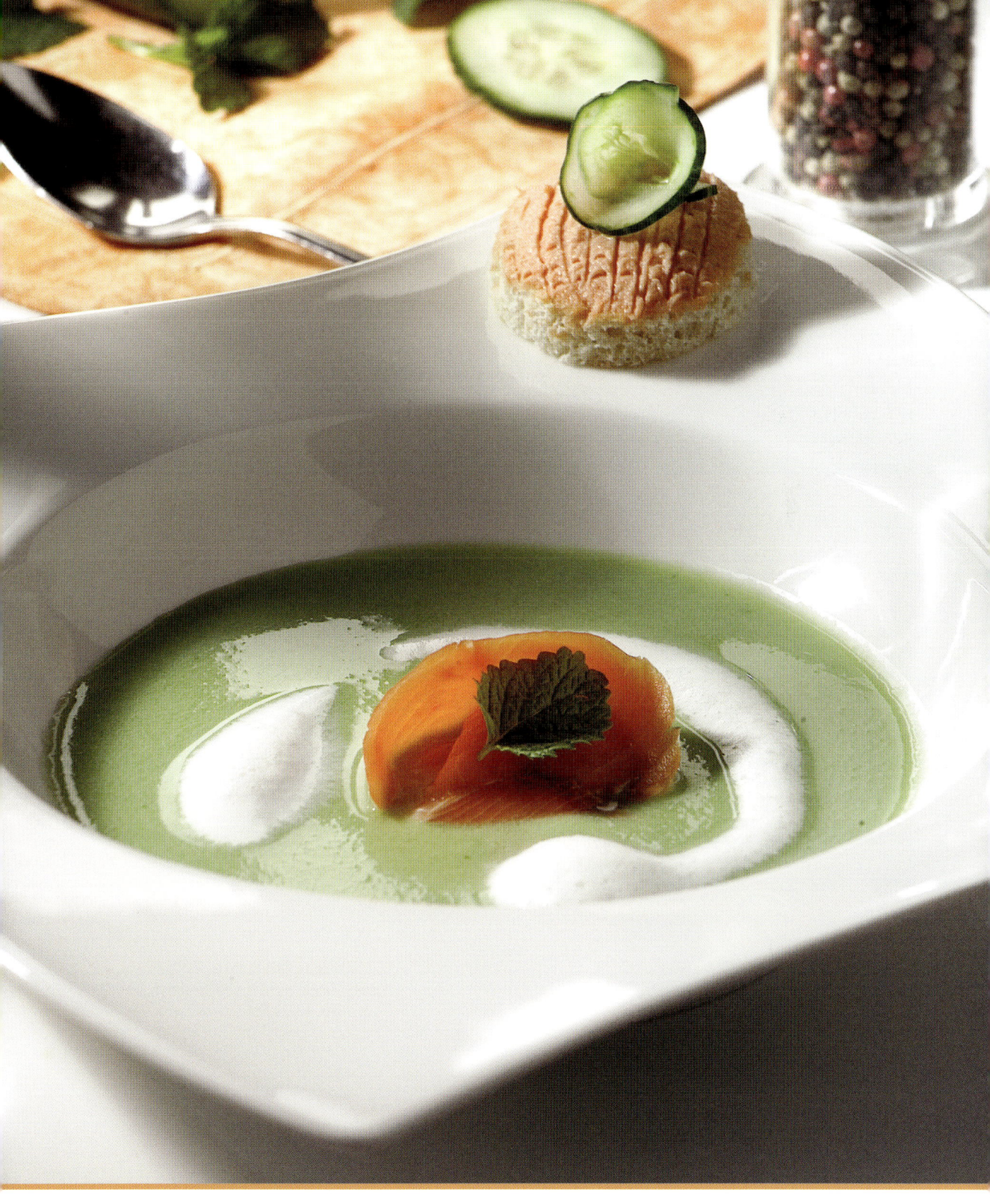

Geeiste Gurken-Melonen-Suppe

2 PORTIONEN

1/2 Zuckermelone

1/2 Salatgurke

1/2 unbehandelte Limette
oder Zitrone

2 EL Magerjogurt

Salz, Pfeffer

1 TL Olivenöl

100 ml kalte Gemüsebrühe

2 Zweige Petersilie

ZUBEREITUNG:

Melone entkernen, in Spalten schneiden, schälen und in grobe Stücke schneiden. Gurke in grobe Stücke scheiden. Schale der Limette abreiben, Saft auspressen.

Melonenstücke, Gurkenstücke, Magerjogurt, Salz, Pfeffer, Olivenöl, Gemüsebrühe, abgeriebene Limettenschale und Limettensaft mit dem Mixstab oder in einem Standmixer fein pürieren.

Suppe für mindestens 1 Stunde kalt stellen, danach mit Petersilie garniert in Schüsseln oder tiefen Tellern servieren.

TIPP

Diese Suppe ist eine hervorragende Vorspeise an heißen Tagen.

Man kann sie evtl. mit Milchschaum dekoriert servieren.

Für besondere Anlässe kann die Suppe in einer halbierten ausgehöhlten Melone serviert werden

Nährwerte pro Portion:

kcal	96
Eiweiß	2,7 g
Fett	3,7 g
Kohlenhydrate	11,1 g
Ballaststoffe	2,3 g
Cholesterin	0 mg
Broteinheiten	0,9

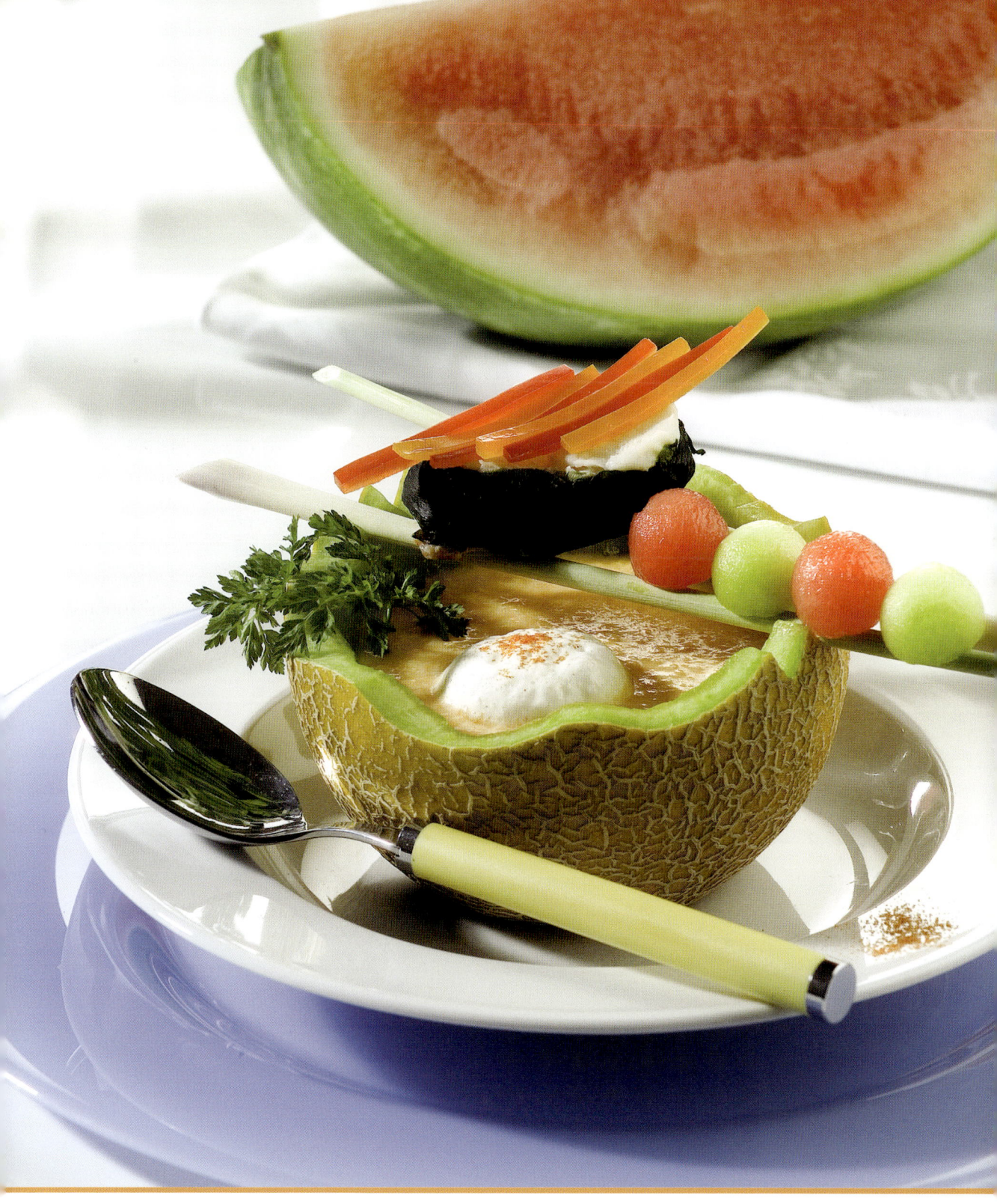

Tomatensuppe mit Fenchel

2 PORTIONEN

1 Zwiebel
1/2 Fenchelknolle
1 TL Olivenöl
500 ml Gemüsebrühe
250 g geschälte Tomaten (aus der Dose)
100 g Magerjogurt
Salz, Pfeffer
Fenchelgrün
Rosmarin
Thymian
Oregano

ZUBEREITUNG:

Zwiebel fein hacken, Fenchel klein-würfelig schneiden. Zwiebel in Olivenöl anschwitzen, Fenchelwürfel zugeben, mit einem Schuss Gemüsebrühe aufgießen und zugedeckt auf kleiner Flamme ca. 10 Minuten dünsten. Mit der restlichen Gemüsebrühe aufgießen, Tomaten beifügen und einmal aufkochen lassen. Magerjogurt zugeben, nicht mehr kochen, Suppe mit einem Mixstab oder in einem Standmixer fein pürieren und mit Salz und Pfeffer abschmecken. Kräuter hacken und in die Suppe geben.

Tomatensuppe in tiefen Tellern servieren.

Nährwerte pro Portion:

kcal	79
Eiweiß	4,0 g
Fett	4,0 g
Kohlenhydrate	6,2 g
Ballaststoffe	2,0 g
Cholesterin	2 mg
Broteinheiten	0,3

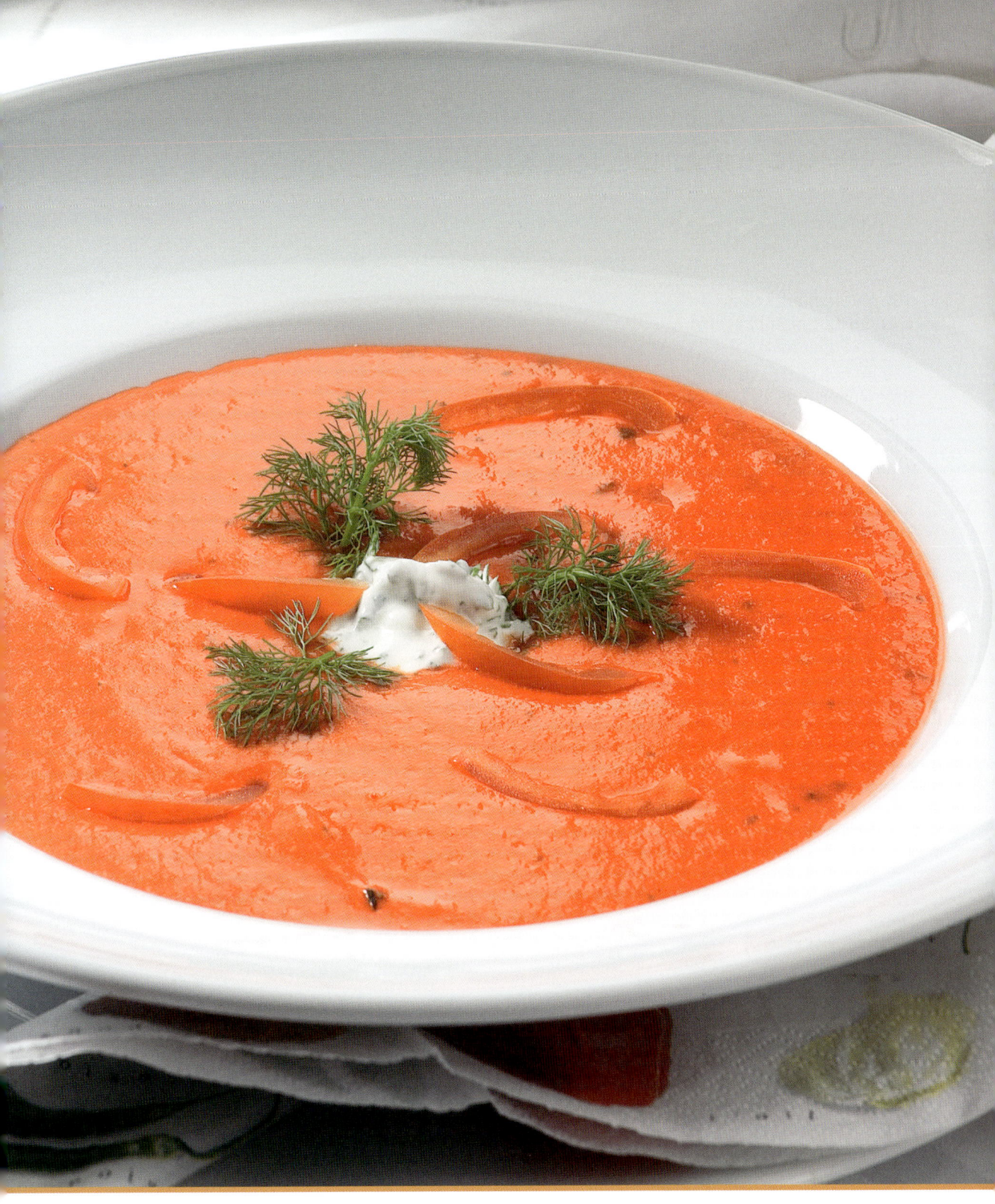

Rote-Rüben-Suppe mit Kren

2 PORTIONEN

150 g Rote Rüben (Rote Bete), vorgekocht (im Kühlregal in großen Supermärkten)

250 ml milchsauer vergorener Rote-Rüben-Saft

1 TL Kümmel

Salz, Pfeffer

evtl. Stärkemehl zum Binden

Kren (Meerrettich)

ZUBEREITUNG:

Vorgekochte Rote Rüben in grobe Würfel schneiden.

Rübensaft aufkochen lassen, Rübenwürfel und Kümmel beigeben. Mit dem Pürierstab oder im Standmixer fein pürieren, mit Salz und Pfeffer abschmecken.

Wenn eine dickere Konsistenz gewünscht ist, mit etwas Stärkemehl binden.

Kren schälen und reißen.

Suppe in tiefen Tellern mit Kren bestreut servieren.

TIPP

Die Suppe kann auch wie auf dem Foto zusätzlich mit Apfelwürfeln und Magerjogurt dekoriert werden.

Nährwerte pro Portion:

kcal	70
Eiweiß	2,8 g
Fett	0,2 g
Kohlenhydrate	13,5 g
Ballaststoffe	2,3 g
Cholesterin	0 mg
Broteinheiten	1,1

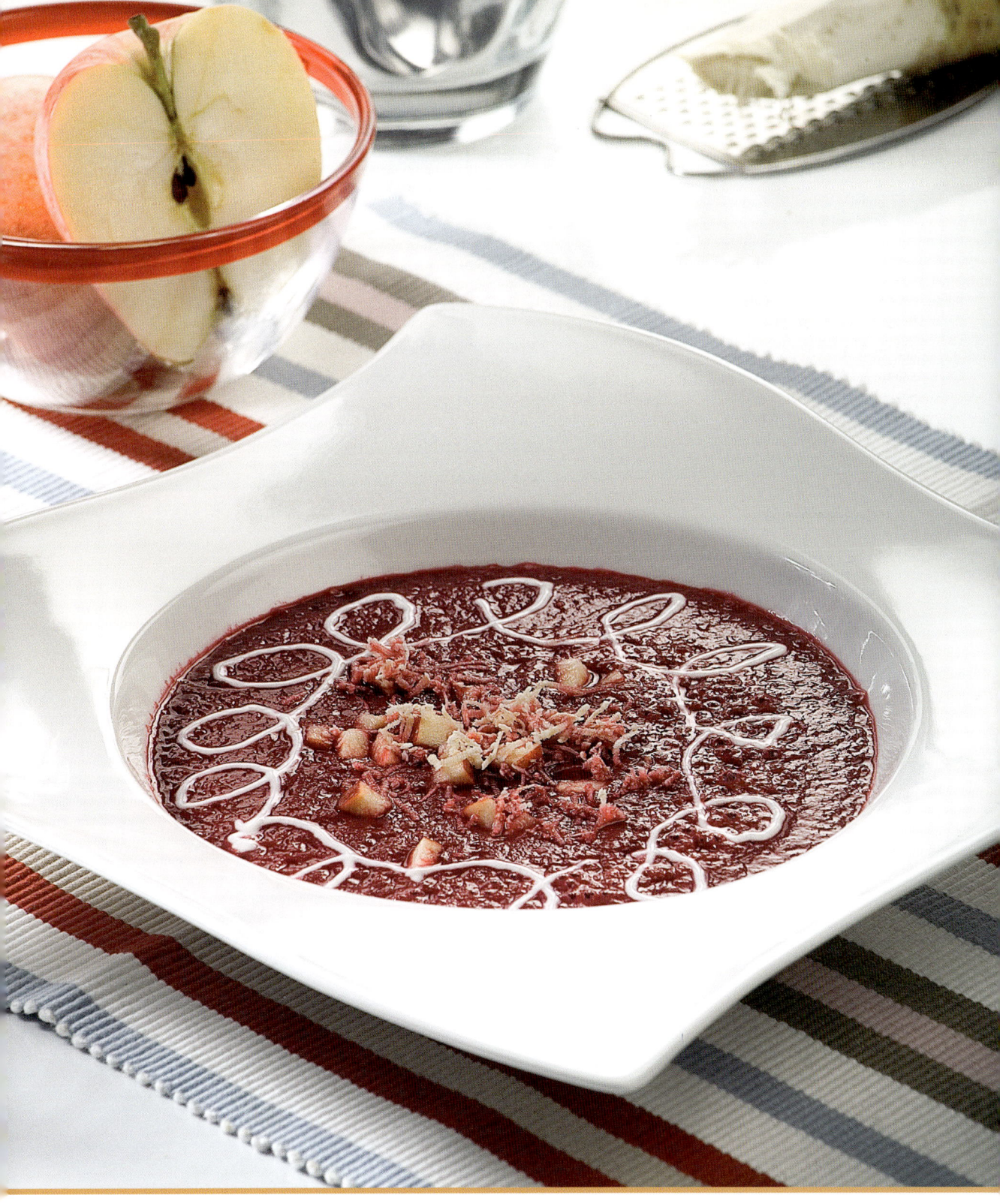

Maissalat

2 PORTIONEN

jeweils 1 roter, gelber
und grüner Paprika

150 g Mais (aus der Dose)

150 g Kidneybohnen (aus der
Dose)

4 EL Magerjogurt

Balsamicoessig

Salz, Pfeffer

2 große Salatblätter

ZUBEREITUNG:

Paprika in feine Würfel schneiden. Mais und
Bohnen durch ein Sieb abseihen, abspülen und
abtropfen lassen.

Magerjogurt mit Balsamicoessig, Salz und Pfeffer
abschmecken.

Paprika mit Mais und Bohnen vermengen und
mit dem Jogurt-Dressing marinieren.

Zwei passende Schüsseln mit jeweils einem
Salatblatt auslegen und mit dem Maissalat befüllt
servieren.

TIPP

Zum Maissalat passen
Vollkorngebäck oder auch
eine Ofenkartoffel, man
erhält dann eine Haupt-
speise.

Nährwerte pro Portion:

kcal	212
Eiweiß	9,1 g
Fett	2,6 g
Kohlenhydrate	36,2 g
Ballaststoffe	13,6 g
Cholesterin	1 mg
Broteinheiten	3,0

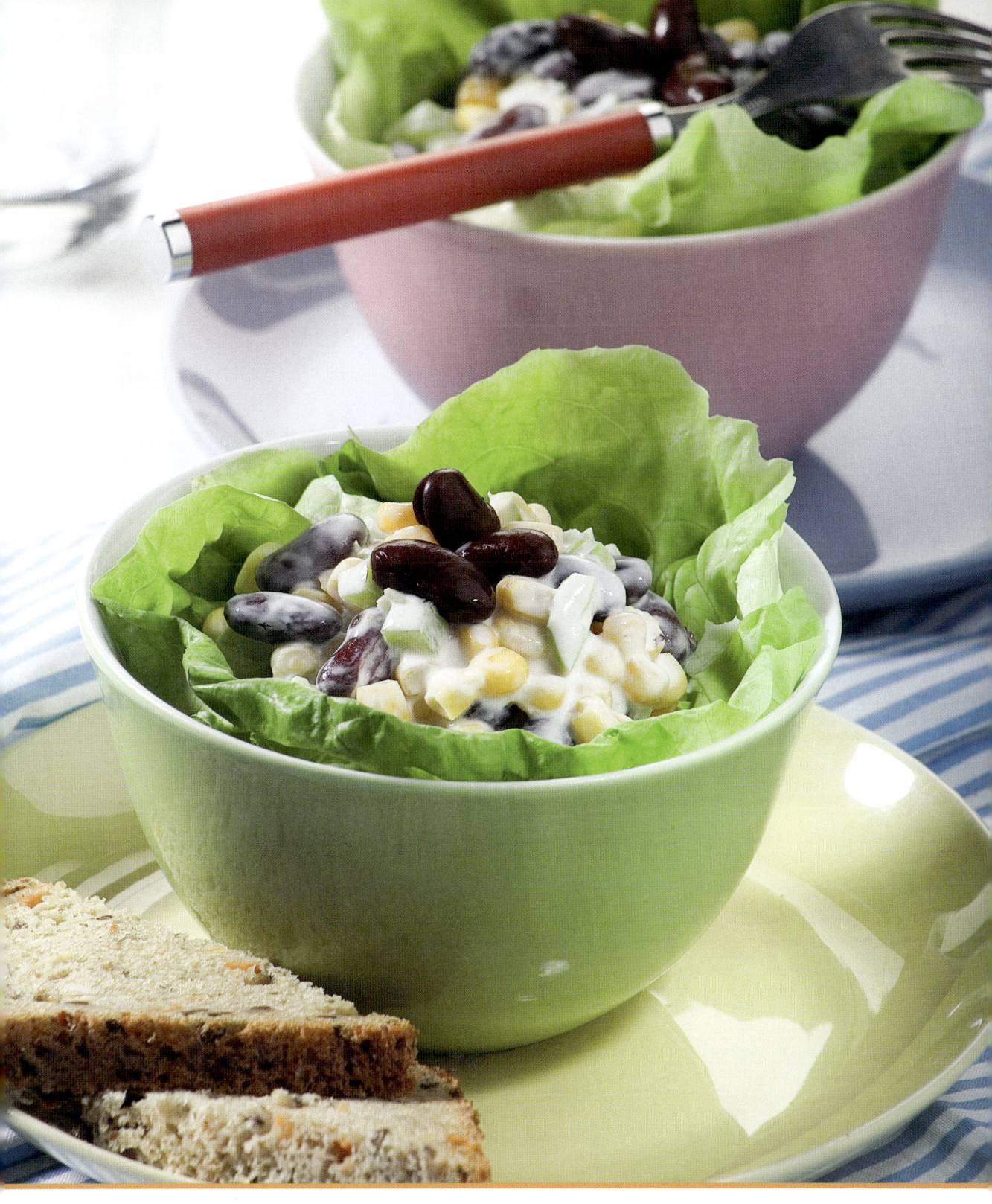

Rucola-Käse-Salat mit Tomaten und Knoblauchbaguette

2 PORTIONEN

200 g Rucola
10 Cocktailtomaten
Balsamicoessig
2 TL Olivenöl
Salz, Pfeffer
30 g fettarmer Schnittkäse im Ganzen (max. 25 % F. i. T.)
150 g Vollkornbaguette
1 Knoblauchzehe

ZUBEREITUNG:

Rucola und Tomaten waschen. Rucola auf zwei großen Tellern verteilen, Tomaten halbieren und dekorativ auf den Rucola setzen. Den Salat mit Balsamicoessig, jeweils 1 TL Olivenöl, Salz und Pfeffer marinieren. Mit einem Käsehobel oder einem Sparschäler feine Käsespäne darüber hobeln.

Das Baguette in Scheiben schneiden. Die Knoblauchzehe halbieren und mit der Schnittfläche die Brotscheiben einreiben. Eventuell im Backrohr bei 180 °C 10 Minuten rösten.

TIPP

Der Käse lässt sich besser hobeln, wenn man ihn kurz ins Gefrierfach legt und anfrieren lässt.

Nährwerte pro Portion:

kcal	330
Eiweiß	12,5 g
Fett	12,3 g
Kohlenhydrate	40,8 g
Ballaststoffe	7,5 g
Cholesterin	3,7 mg
Broteinheiten	3,4

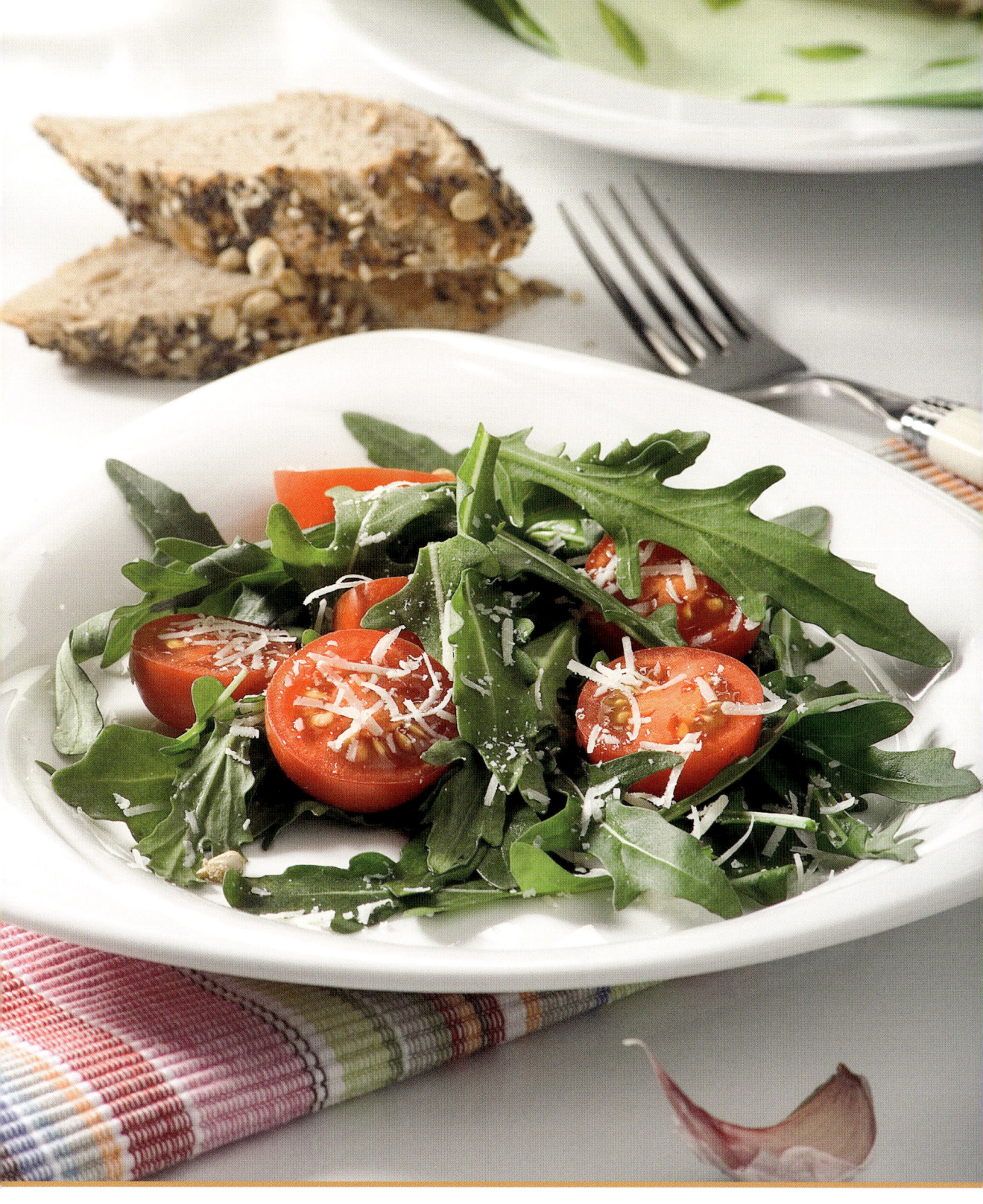

Fruchtiger Kürbissalat

4 PORTIONEN

1 kleiner Kürbis

2 Äpfel

1 Birne

Schnittlauch

Marinade:

3 EL Magerjogurt

1/2 TL scharfer Senf

1 Zitrone

1 EL Honig

1 TL Olivenöl

Salz, Pfeffer

ZUBEREITUNG:

Kürbis schälen, von den Kernen befreien. Äpfel und Birne entkernen. Kürbis und Obst fein reiben, Schnittlauch fein schneiden. Alle Zutaten in einer Schüssel vermischen.

Marinade:

Jogurt mit Senf, Saft einer Zitrone, Honig und Olivenöl glatt rühren, mit Salz und Pfeffer abschmecken.

Salat marinieren und 30 Minuten im Kühlschrank ziehen lassen.

Nährwerte pro Portion:

kcal	116
Eiweiß	2,3 g
Fett	2,2 g
Kohlenhydrate	21,1 g
Ballaststoffe	5,0 g
Cholesterin	0 mg
Broteinheiten	1,8

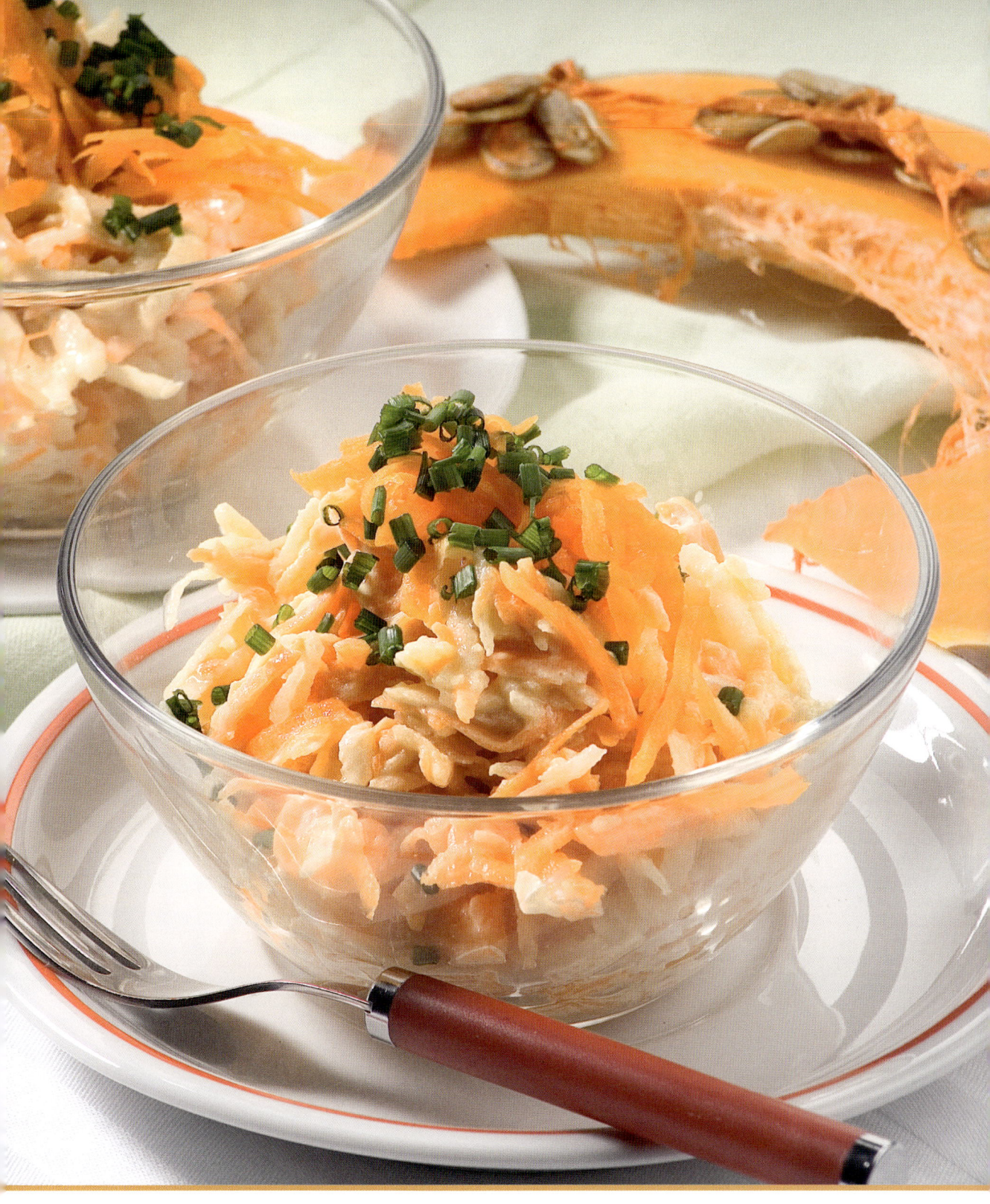

Kleine Speisen
& Snacks

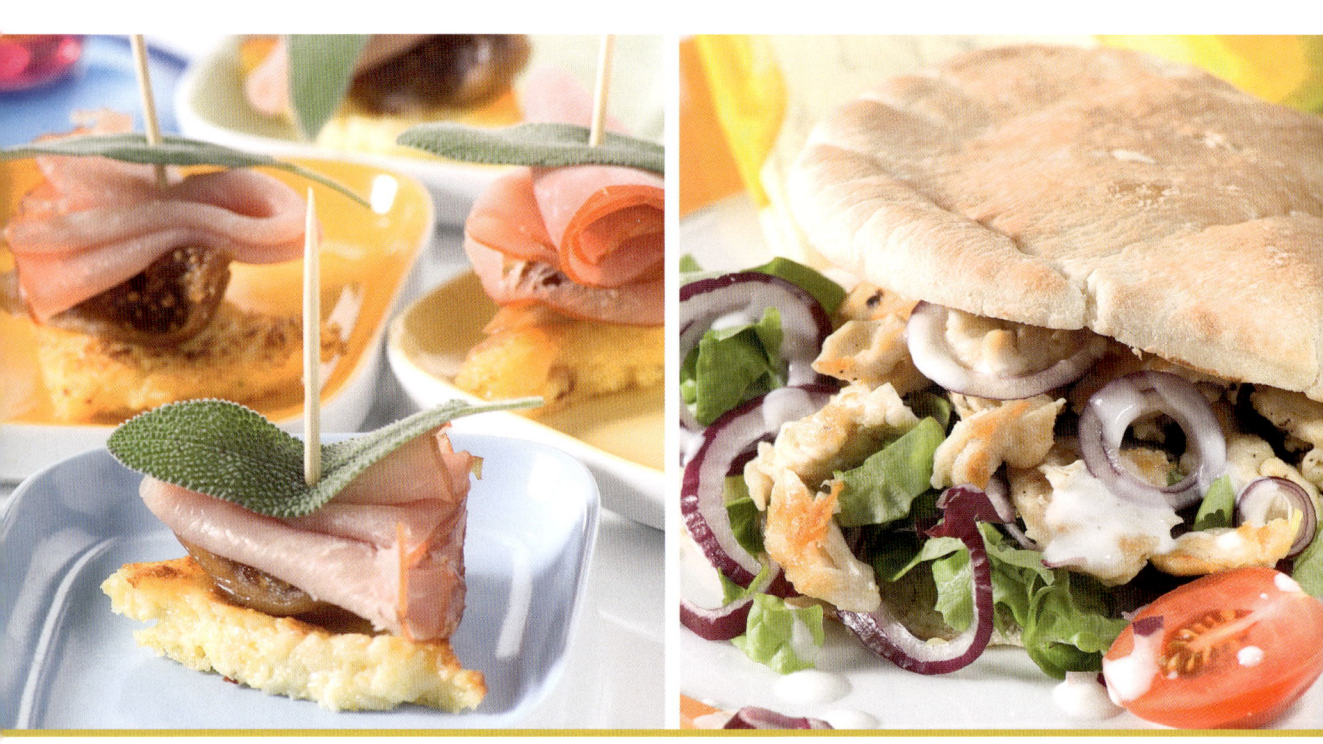

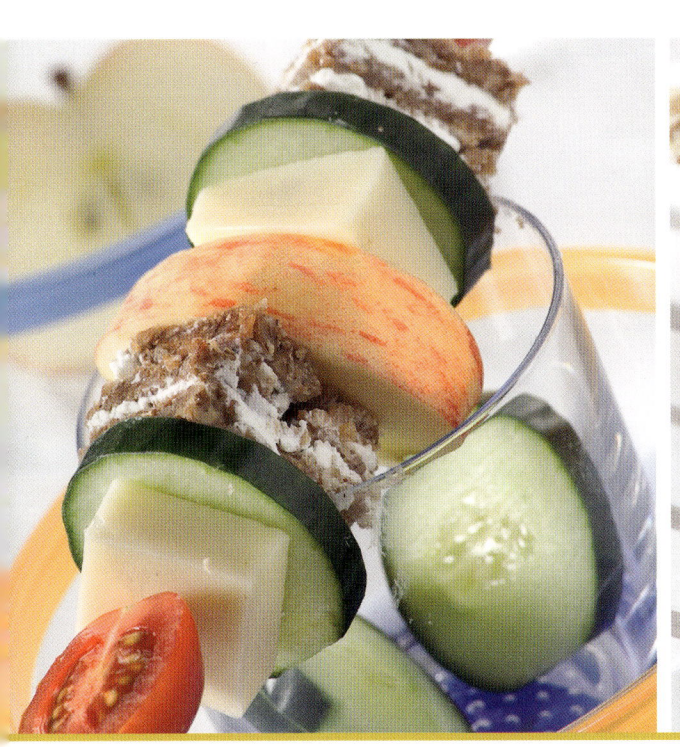

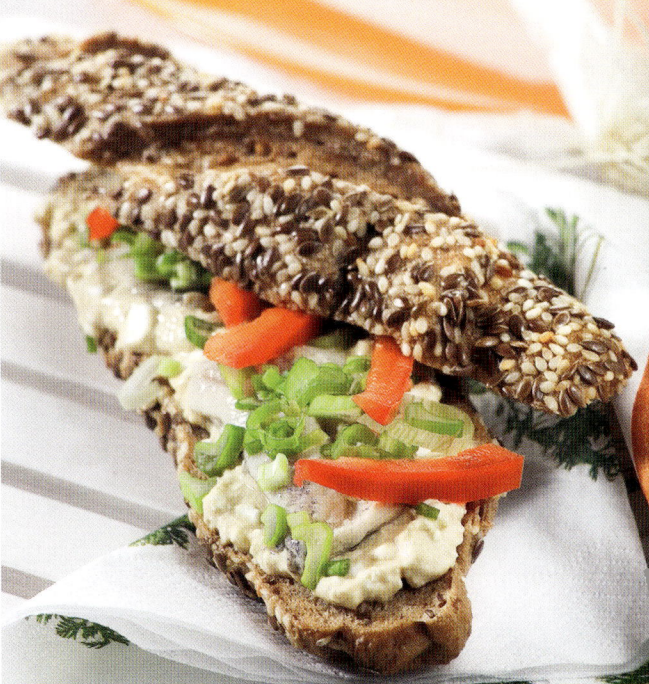

Pikante Sandwiches

2 PORTIONEN

1 Tomate

1/2 Zwiebel

4 Scheiben Vollkorntoastbrot

4 Salatblätter

2 Scheiben geräucherte
Putenbrust (25 g)

2 Scheiben magerer Schnittkäse
(max. 25 % F. i. T.), (25 g)

4 Holzspieße

ZUBEREITUNG:

Tomate und Zwiebel in dünne Scheiben schneiden.
Toastbrot toasten.

2 Toastbrotscheiben auflegen, mit jeweils einem
Salatblatt, Putenbrust, Käse-, Tomaten- und Zwiebel-
scheiben belegen. Jeweils mit Salatblatt und Toast-
brotscheibe abschließen.

Die Sandwiches in Dreiecke schneiden, jedes
Dreieck mit einem Holzspieß fixieren.

TIPP

Die Sandwiches eignen
sich auch hervor-
ragend als Jause zum
Mitnehmen. Durch die
Salatblätter weicht das
Toastbrot nicht auf.

Nährwerte pro Portion:

kcal	185
Eiweiß	12,2 g
Fett	2,5 g
Kohlenhydrate	22,8 g
Ballaststoffe	4,7 g
Cholesterin	11 mg
Broteinheiten	1,9

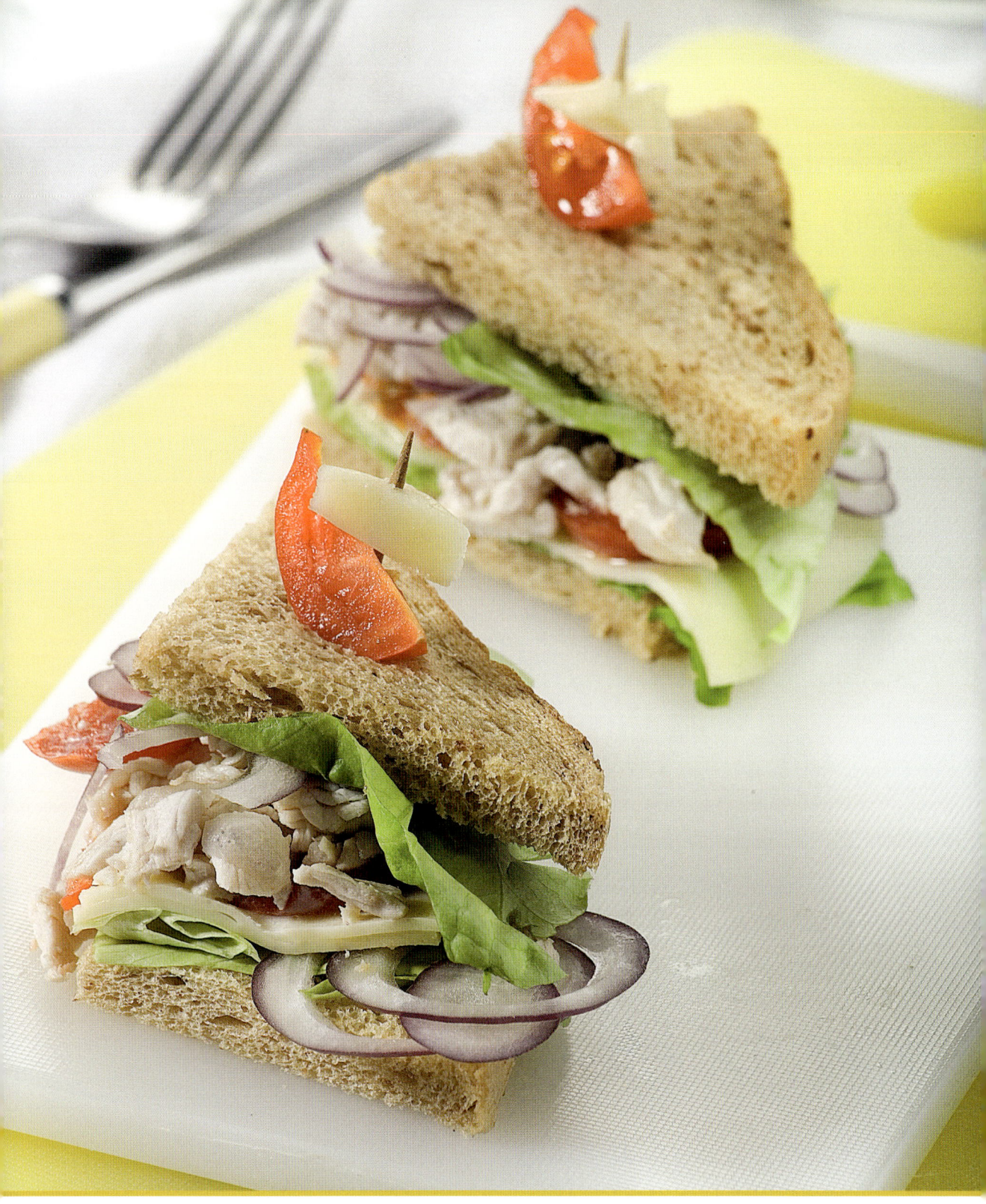

Polentaspieße mit Feigen und Lachsschinken

24 STÜCK

375 ml Magermilch
Salz, Pfeffer
120 g Polenta
20 g geriebener Parmesan
4 Feigen
24 dünne kleine Scheiben Lachs-schinken (ca. 150 g)
24 Salbeiblätter
1 EL Olivenöl
Zahnstocher

ZUBEREITUNG:

Magermilch aufkochen lassen, salzen und pfeffern. Polenta einrieseln lassen und unter ständigem Rühren ca. 10 Minuten bei kleiner Hitze köcheln lassen. Geriebenen Parmesan unterrühren.

Die Masse etwa 2–3 cm hoch auf ein mit Backpapier ausgelegtes Backblech streichen und auskühlen lassen.

Inzwischen die Feigen jeweils in 6 Spalten schneiden. Jede Scheibe Lachsschinken einrollen, mit einem Salbeiblatt belegen, mit einem Zahnstocher fixieren und in je eine Feigenspalte stecken.

Die Polenta mit einem Messer oder mit dem Pizzaroller in 24 Stücke schneiden. Diese in einer beschichteten Pfanne in Olivenöl von beiden Seiten goldbraun backen, anschließend auf Küchenpapier abtropfen lassen.

Auf jede Polentaschnitte einen Zahnstocher mit Feigenspalte und Lachsschinkenröllchen stecken und die Spieße auf einer Platte dekorativ anrichten.

Nährwerte pro Stück:

kcal	45
Eiweiß	2,8 g
Fett	1,1 g
Kohlenhydrate	5,8 g
Ballaststoffe	0,5 g
Cholesterin	5 mg
Broteinheiten	0,5

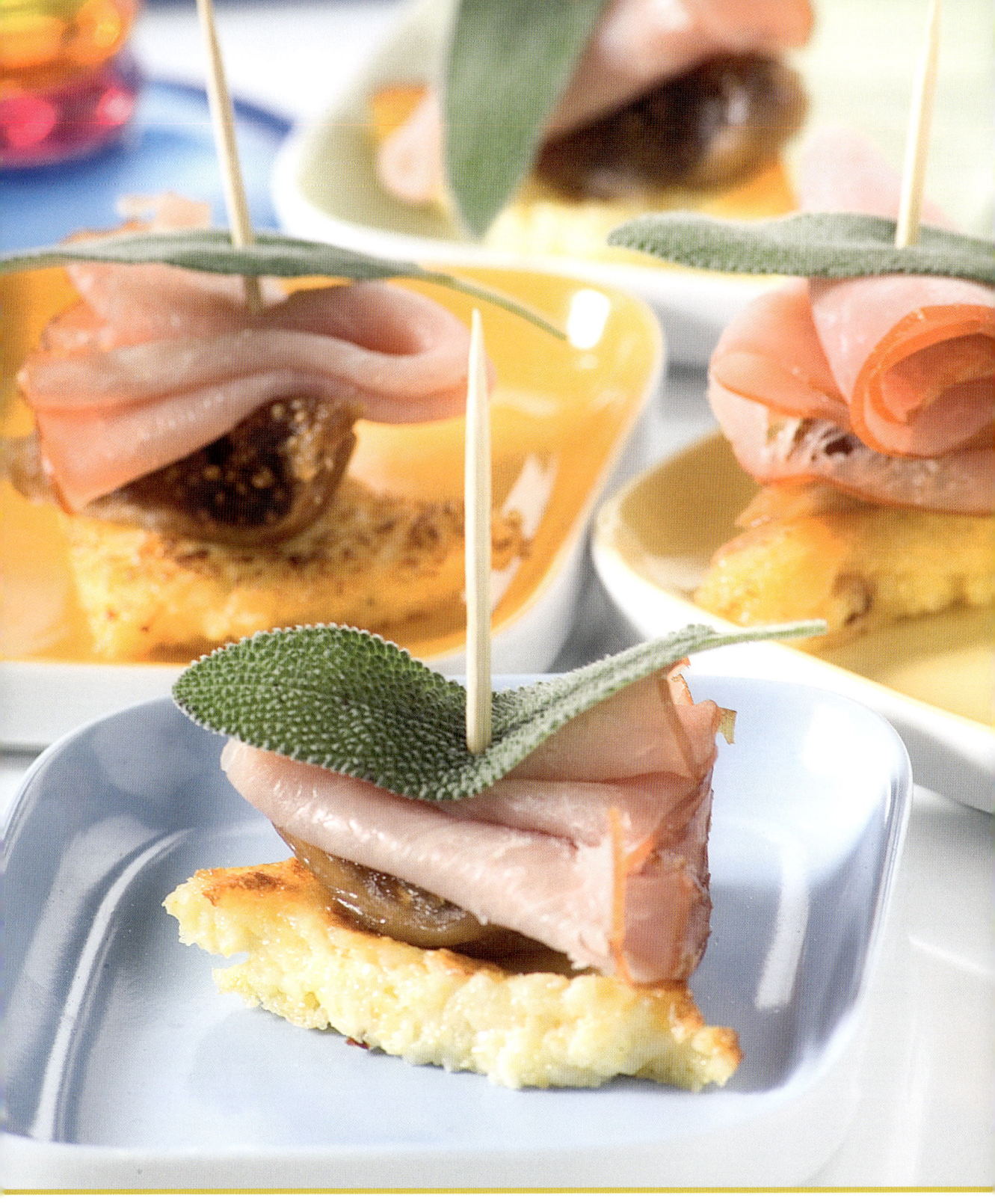

Gefüllte Wraps mit Lachs und Kren

12 STÜCK

Wraps:

200 ml Magermilch	
1 Ei	
Salz	
100 g Mehl	

Füllung:

150 g fettarmer Frischkäse	
1 EL Magerjogurt	
1 EL Zitronensaft	
1 EL geriebener Kren (Meerrettich)	
150 g Räucherlachs (6 Scheiben)	
Dille zum Garnieren	

ZUBEREITUNG:

Wraps:

Magermilch mit Ei versprudeln, etwas salzen, Mehl einrühren. Aus dem Teig in einer beschichteten Pfanne ohne Öl 6 kleine Wraps backen. Auskühlen lassen.

Füllung:

Frischkäse mit Magerjogurt und Zitronensaft glatt rühren, Kren untermischen.

Jeweils einen Wrap mit einem Sechstel der Frischkäse-masse bestreichen, mit einer Räucherlachsscheibe belegen und einrollen. Jede Rolle schräg halbieren, das untere Ende gerade schneiden und stehend auf einer Servierplatte anrichten, mit Dille garnieren.

Nährwerte pro Stück:

kcal	72
Eiweiß	6,6 g
Fett	1,6 g
Kohlenhydrate	7,5 g
Ballaststoffe	0,4 g
Cholesterin	25 mg
Broteinheiten	0,6

TIPP

Werden die Wraps nicht sofort nach dem Zubereiten gegessen, lagert man sie am besten in Frischhaltefolie gewickelt im Kühlschrank.

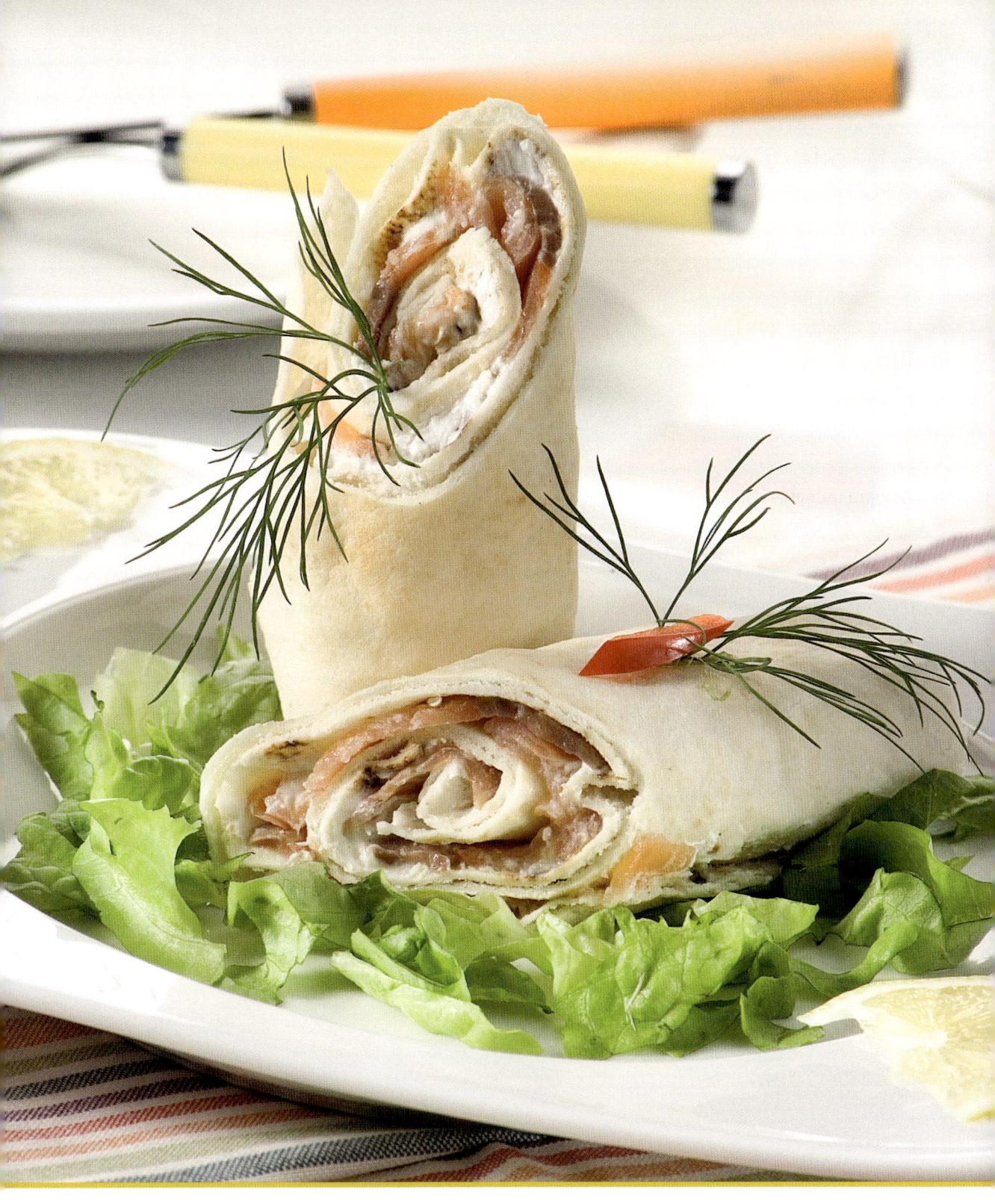

Lachs-Pumpernickel-Terrine

14 SCHEIBEN

4 TL Dijonsenf

4 TL Estragonsenf

10 Scheiben Pumpernickel

200 g magerer Frischkäse

200 g Räucherlachs (8 Scheiben)

Dille zum Garnieren

Terrinen- oder Kastenform

Frischhaltefolie

ZUBEREITUNG:

Terrinenform mit Frischhaltefolie auslegen.

Dijon- und Estragonsenf vermischen.

Den Boden der Terrinenform mit 2 Scheiben Pumpernickel auslegen, Pumpernickel eventuell vorher zurechtschneiden. Pumpernickelschicht mit einem Viertel des Frischkäses bestreichen, zwei Lachsscheiben darauf legen, zwei weitere mit einem Viertel des Frischkäses bestrichene Scheiben Pumpernickel mit der Frischkäseseite nach unten darauf legen. Pumpernickelschicht mit einem Viertel der Senfmasse bestreichen, zwei Scheiben Lachs darauf legen, ein weiteres Viertel der Senfmasse aufstreichen, mit zwei Pumpernickelscheiben belegen. Schichtung ab der ersten Frischkäseschicht wiederholen, die letzte Lage bilden zwei Pumpernickelscheiben.

Terrine mit Frischhaltefolie verschließen und im Kühlschrank am besten über Nacht, mindestens aber einige Stunden durchziehen lassen.

Vor dem Servieren Terrine stürzen und mit einem scharfen Messer vorsichtig in 14 Scheiben schneiden, mit Dillzweigen garnieren.

Nährwerte pro Scheibe:

kcal	109
Eiweiß	7,8 g
Fett	1,6 g
Kohlenhydrate	15,4 g
Ballaststoffe	3,5 g
Cholesterin	6 mg
Broteinheiten	1,3

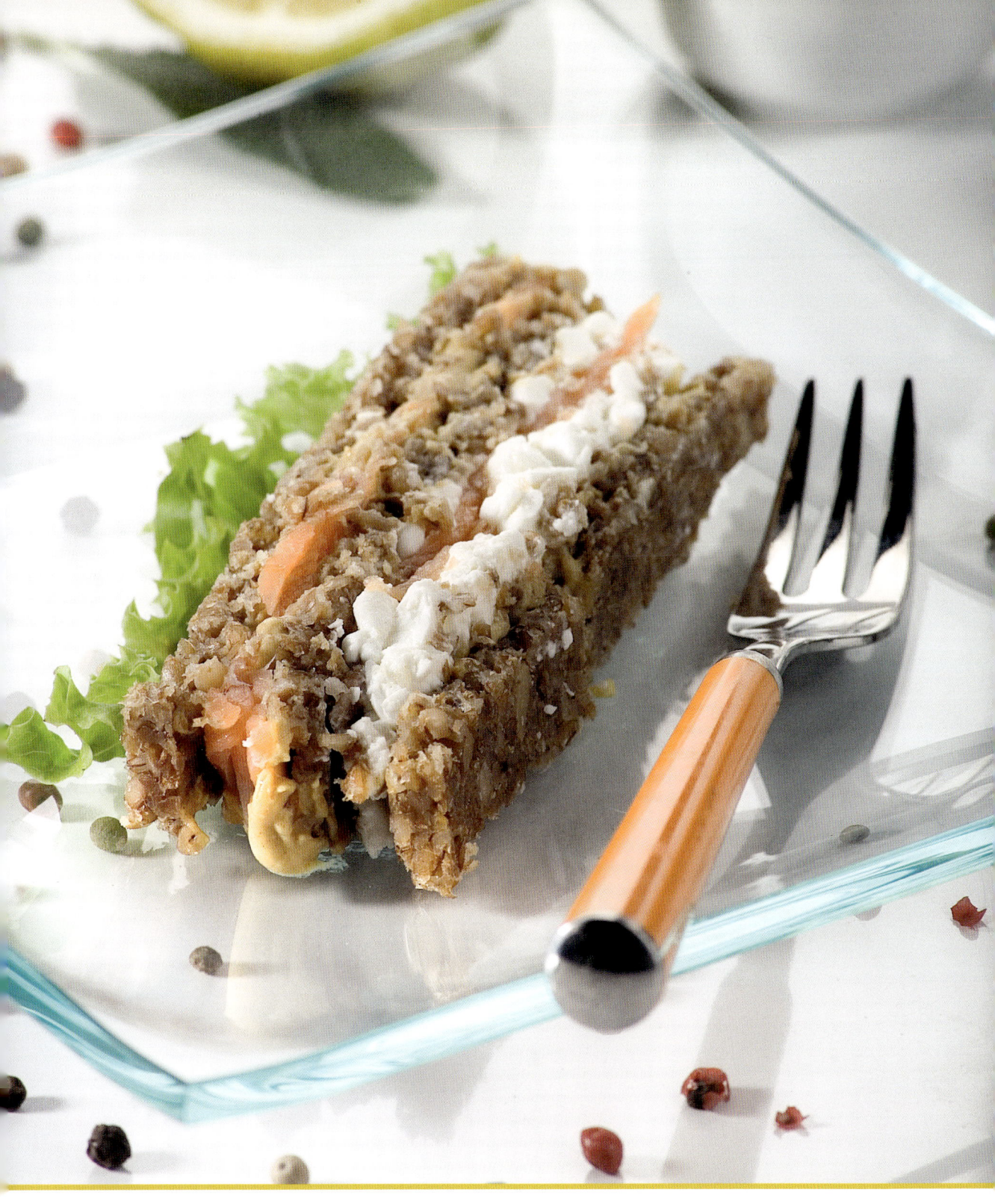

Pitatasche mit Huhn

2 PORTIONEN

2 Pitabrote (Fertigprodukt)	
2 Salatblätter	
1 Tomate	
1/2 Zwiebel	
1 Knoblauchzehe	
100 g Magerjogurt	
Salz, Pfeffer	
100 g Hühnerbrust	
Salz, Cayennepfeffer	
1 TL Olivenöl	

ZUBEREITUNG:

Pitabrote nach Packungsanleitung erwärmen.

Salatblätter klein schneiden, Tomate halbieren und in Scheiben, Zwiebel in feine Ringe schneiden. Knoblauchzehe pressen, ins Magerjogurt einrühren, dieses mit Salz und Pfeffer abschmecken.

Hühnerbrust blättrig schneiden, mit Salz und Cayennepfeffer je nach gewünschter Schärfe würzen und in einer beschichteten Pfanne in Olivenöl braten.

Hühnerfleisch und Gemüse in die warmen Pitataschen füllen, mit Knoblauchjogurt beträufeln und sofort essen.

TIPP

Diese Pitatasche ist eine gute Alternative zu Kebab.

Aufgrund des für einen Snack relativ hohen Energiegehaltes kann sie durchaus auch eine kleine Hauptspeise sein.

Nährwerte pro Portion:

kcal	291
Eiweiß	19,3 g
Fett	6,9 g
Kohlenhydrate	36,8 g
Ballaststoffe	2,7 g
Cholesterin	35 mg
Broteinheiten	3,1

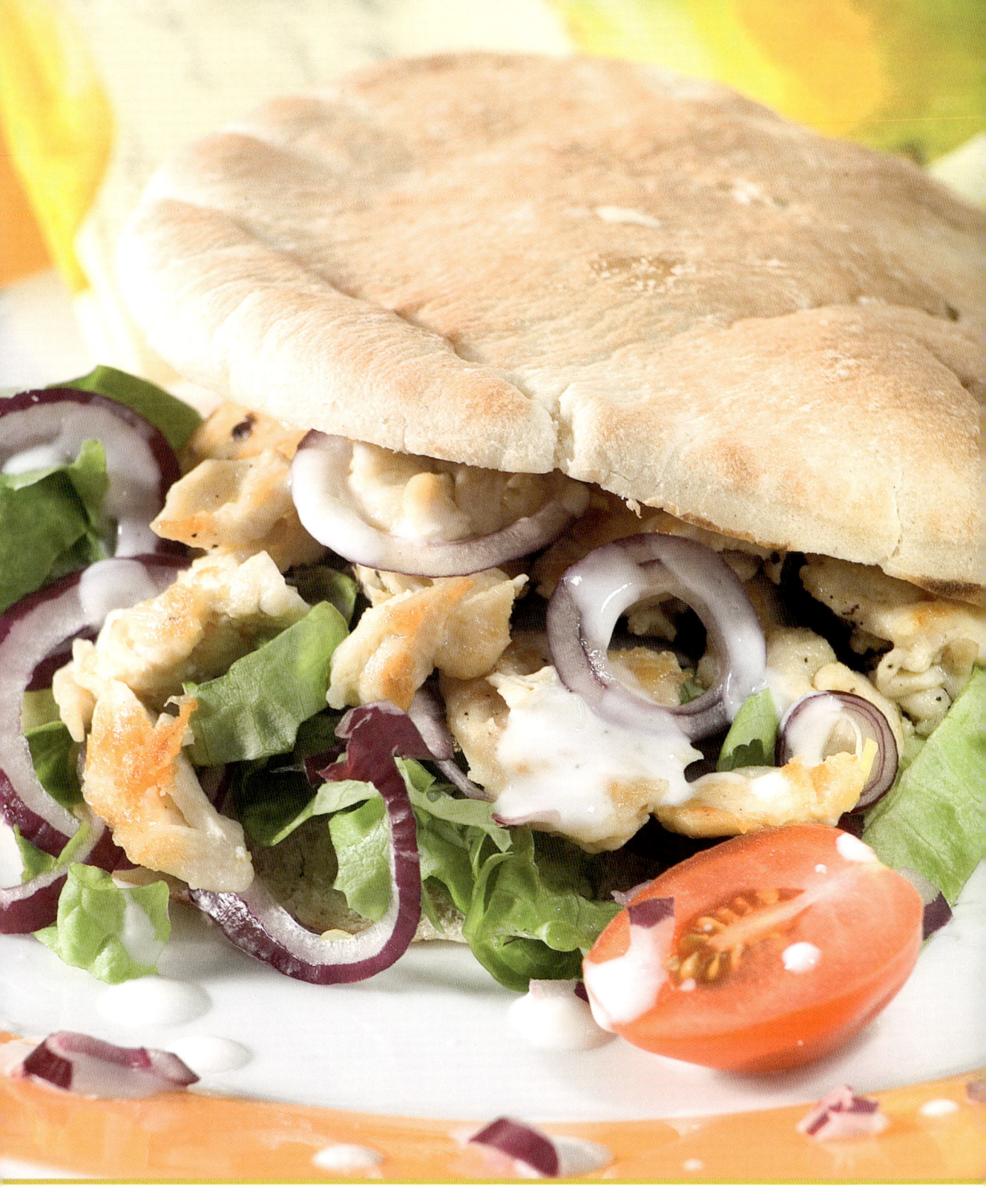

Rote Bohnencreme

8 PORTIONEN

| 200 g Kidneybohnen (aus der Dose) |
| 1/2 Knoblauchzehe |
| 1/2 Chilischote |
| Salz, Pfeffer |

ZUBEREITUNG:

Kidneybohnen abgießen, Flüssigkeit auffangen.

Knoblauchzehe pressen, Chilischote ganz fein hacken.

Bohnen pürieren, eventuell etwas von der aufgefangenen Flüssigkeit dazugeben. Knoblauch und Chili nach Geschmack untermischen und mit Salz und Pfeffer abschmecken.

Nährwerte pro Portion (25 g):

kcal	17
Eiweiß	1,4 g
Fett	0,1 g
Kohlenhydrate	2,5 g
Ballaststoffe	1,4 g
Cholesterin	0 mg
Broteinheiten	0,2

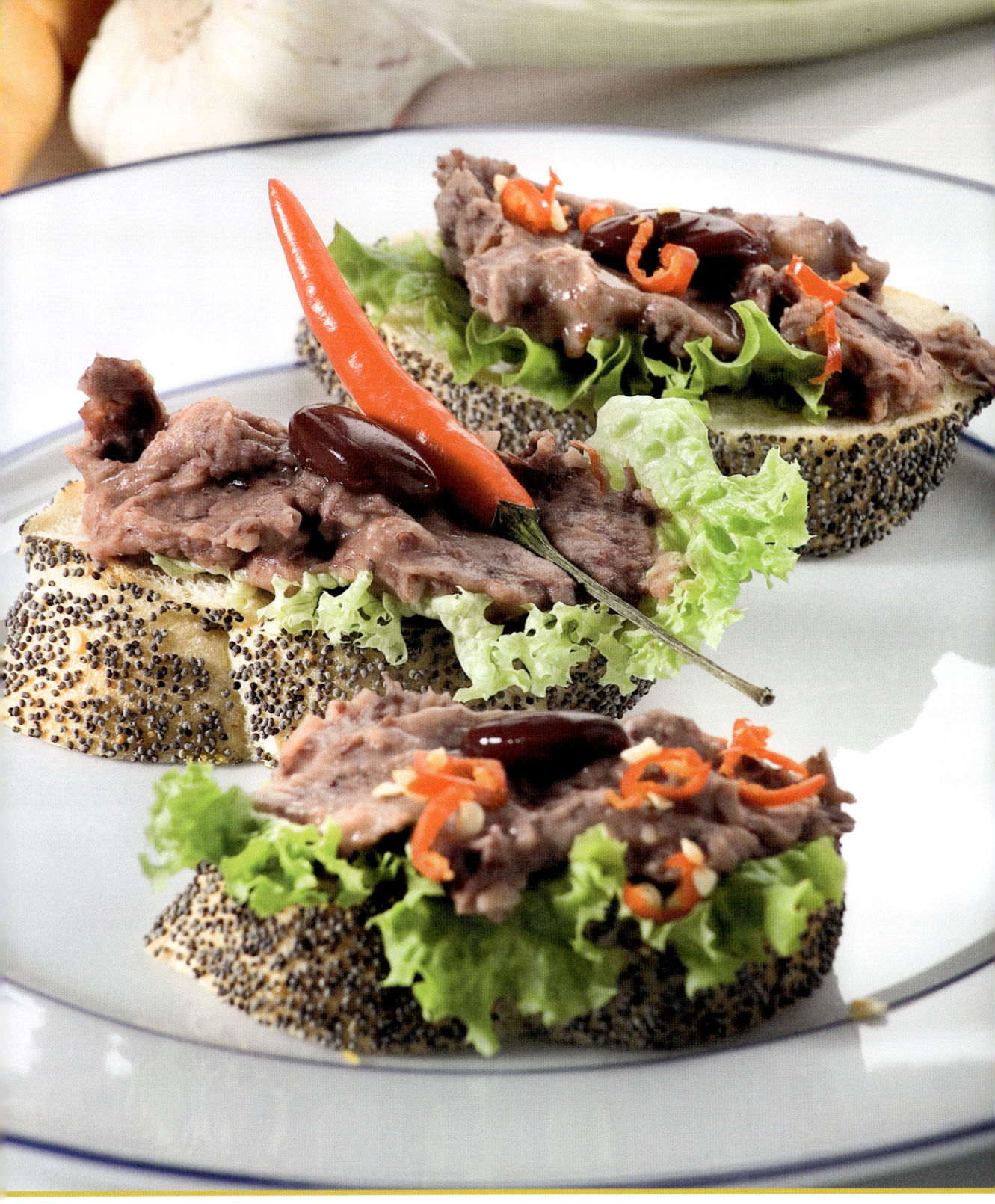

Schinken-Käse-Sandwichwürfel

8 STÜCK

6 Scheiben Vollkorntoastbrot

80 g fettarmer Frischkäse

25 g Putenschinken in Scheiben

25 g fettarmer Schnittkäse
in Scheiben

50 g Salatgurke

8 Cocktailtomaten

8 kleine Holzspieße

ZUBEREITUNG:

2 Scheiben Vollkorntoastbrot mit Frischkäse bestreichen und mit Putenschinken belegen. Zwei weitere Scheiben Toastbrot mit Frischkäse bestreichen und mit der bestrichenen Seite nach unten auf die ersten Brote legen. Oben ebenfalls mit Frischkäse bestreichen und mit Schnittkäse belegen. Mit je einer auf der Unterseite mit Frischkäse bestrichenen Scheibe Toastbrot abschließen.

Von den Toastbrotstapeln die Rinde abschneiden. Jeden Stapel vorsichtig in vier Stücke schneiden und mit je einem Holzspieß fixieren.

Gurke der Länge nach halbieren und in insgesamt 8 Stücke schneiden. Auf die Holzspieße je ein Stück Gurke und eine Cocktailtomate stecken.

Nährwerte pro Stück:

kcal	71
Eiweiß	5 g
Fett	1,1 g
Kohlenhydrate	9,8 g
Ballaststoffe	0,8 g
Cholesterin	3 mg
Broteinheiten	0,8

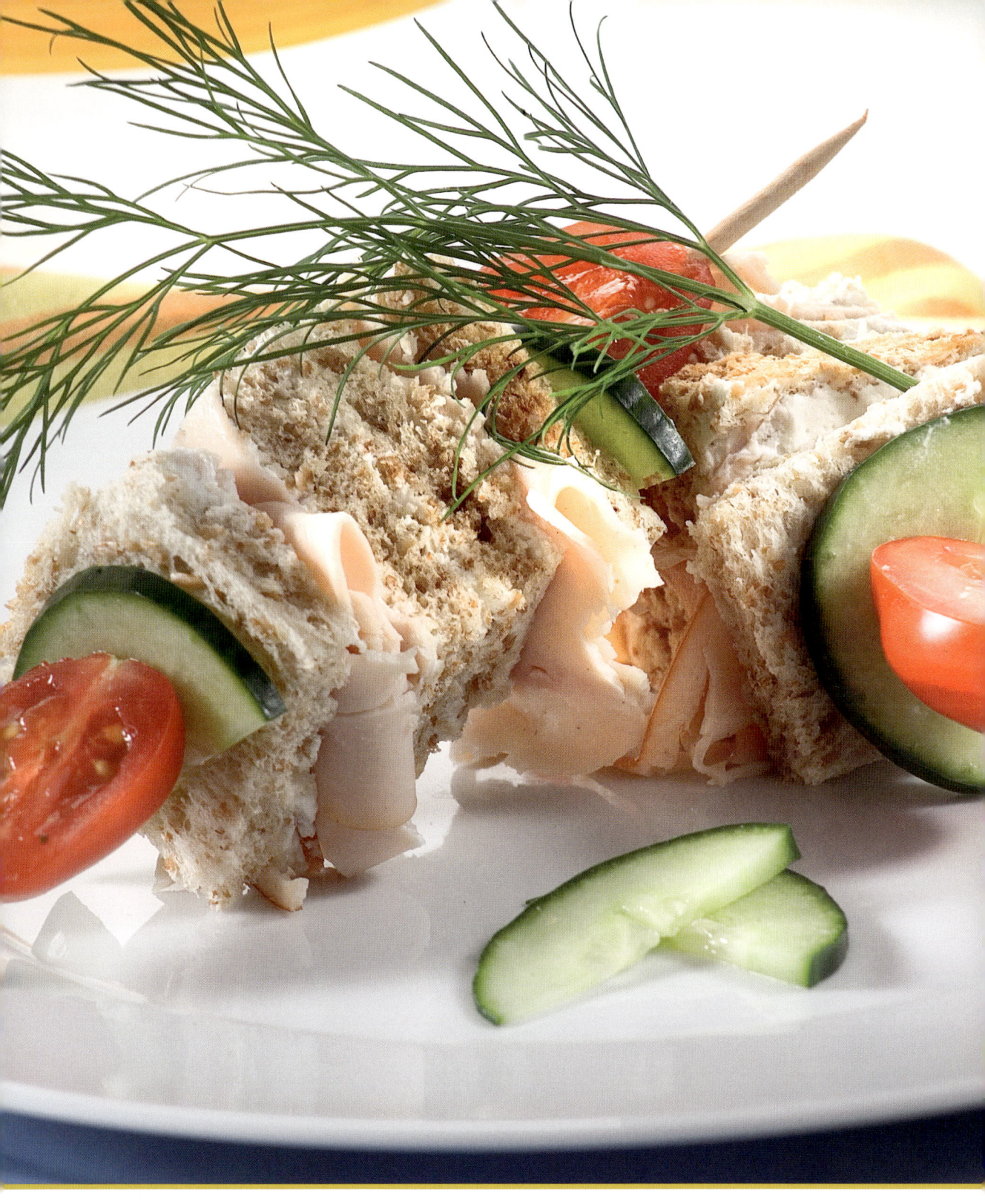

Brot-Käse-Spieße

2 STÜCK

| 2 Scheiben Pumpernickel |
| 25 g magerer Frischkäse |
| 50 g fettarmer Schnittkäse im Ganzen |
| 1/4 Salatgurke |
| 1/4 Apfel |
| 4 Cocktailtomaten |
| Salz, Pfeffer |
| 2 Holzspieße |

ZUBEREITUNG:

Pumpernickelscheiben halbieren, halbierte Pumpernickelscheibe mit 1 EL Frischkäse bestreichen und eine weitere Brotscheibe darauf legen. Wieder mit Frischkäse bestreichen, die dritte Scheibe darauf legen, mit Frischkäse bestreichen und mit einer Pumpernickelscheibe abschließen. Brotblock in 2 cm große Würfel schneiden. Schnittkäse ebenfalls in etwas kleinere Würfel schneiden. Salatgurke in 1 cm dicke Scheiben schneiden. Apfel in drei Spalten schneiden.

Auf die Holzspieße abwechselnd Pumpernickelblöcke, Gurkenscheiben, Apfelstücke, Käsewürfel und Tomaten stecken, mit etwas Salz und reichlich frisch gemahlenem Pfeffer bestreuen.

TIPP

Diese Brotspieße eignen sich hervorragend als Jause zum Mitnehmen und werden auch Kinder begeistern.

Nährwerte pro Stück:

kcal	186
Eiweiß	13,6 g
Fett	3,4 g
Kohlenhydrate	24,4 g
Ballaststoffe	5,6 g
Cholesterin	7 mg
Broteinheiten	2,0

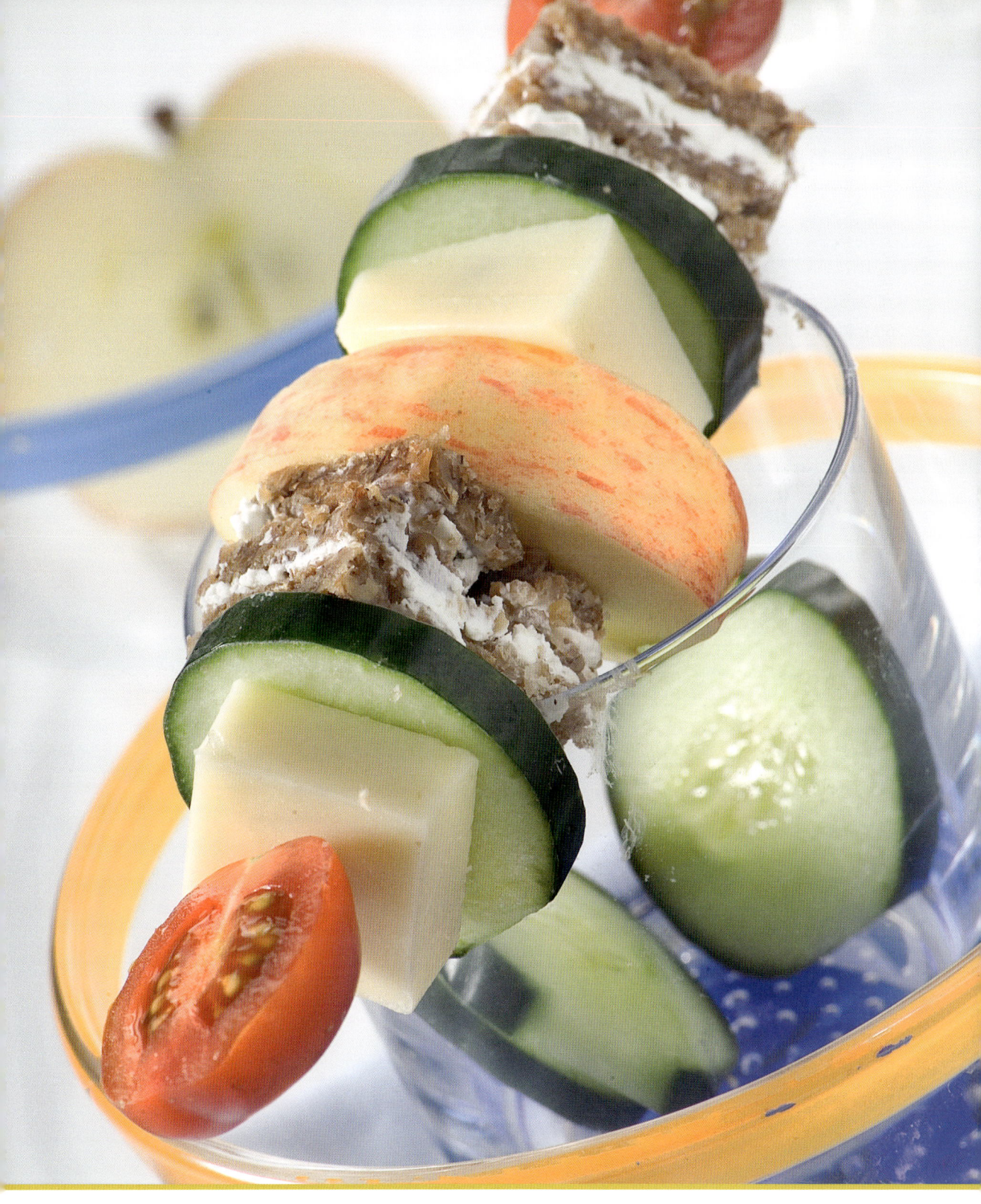

Räucherlachs-Tartar

14 PORTIONEN

1/4 Salatgurke

200 g Räucherlachs

1/2 Bund Dille

1 TL Kapern

1 EL Zitronensaft

1 EL Olivenöl

Salz, Pfeffer

ZUBEREITUNG:

Gurke schälen, längs halbieren, entkernen.

Fruchtfleisch in ganz feine Würfel schneiden.

Räucherlachs ebenfalls fein schneiden, Dille und Kapern fein hacken.

Gurkenwürfel, Lachs, Dille und Kapern vermischen, Zitronensaft und Olivenöl unterrühren, mit Salz und Pfeffer abschmecken.

TIPP

Das Lachstartar eignet sich besonders gut als kleiner Happen oder als Vorspeise auf getoasteten Vollkornbaguettescheiben.

Nährwerte pro Portion (25 g):

kcal	30
Eiweiß	2,9 g
Fett	1,8 g
Kohlenhydrate	0,6 g
Ballaststoffe	0,2 g
Cholesterin	5 mg
Broteinheiten	0,1

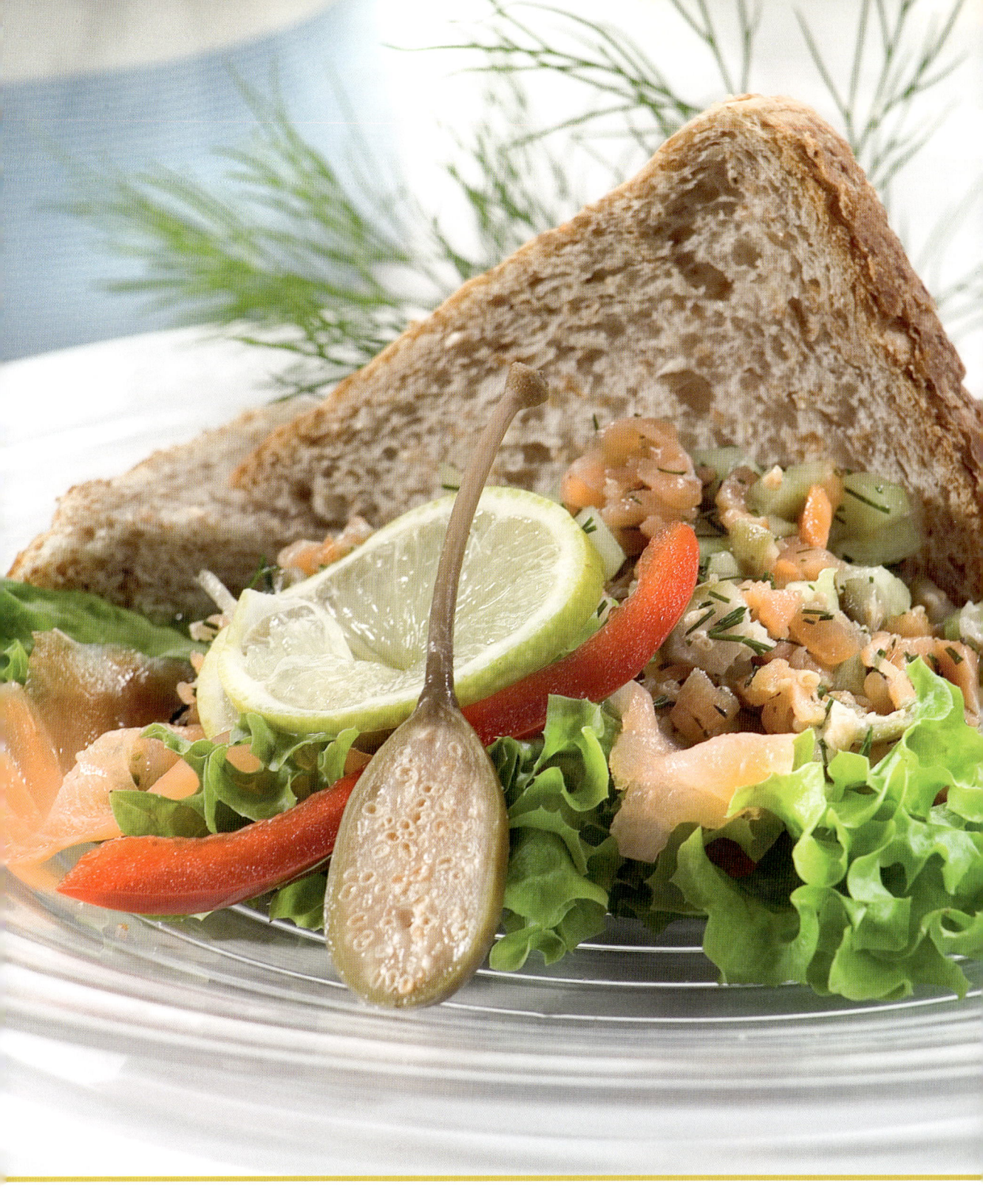

Pikanter Heringssnack

2 PORTIONEN

2 Jungzwiebeln (Frühlings-zwiebeln)	
1/2 roter Paprika	
50 g magerer Frischkäse	
1 EL scharfer Senf	
2 Vollkornweckerln (Vollkorn-brötchen)	
2 Heringsfilets aus dem Glas („Russen")	

ZUBEREITUNG:

Jungzwiebeln in feine Ringe schneiden, Paprika in feine Streifen schneiden.

Frischkäse und Senf zu einer Paste verrühren.

Vollkornweckerln aufschneiden, jeweils mit der Paste bestreichen, mit Herings-filet und klein geschnittenem Gemüse belegen.

Nährwerte pro Portion:

kcal	219
Eiweiß	16,6 g
Fett	8,7 g
Kohlenhydrate	18,2
Ballaststoffe	4,0 g
Cholesterin	47 mg
Broteinheiten	1,5

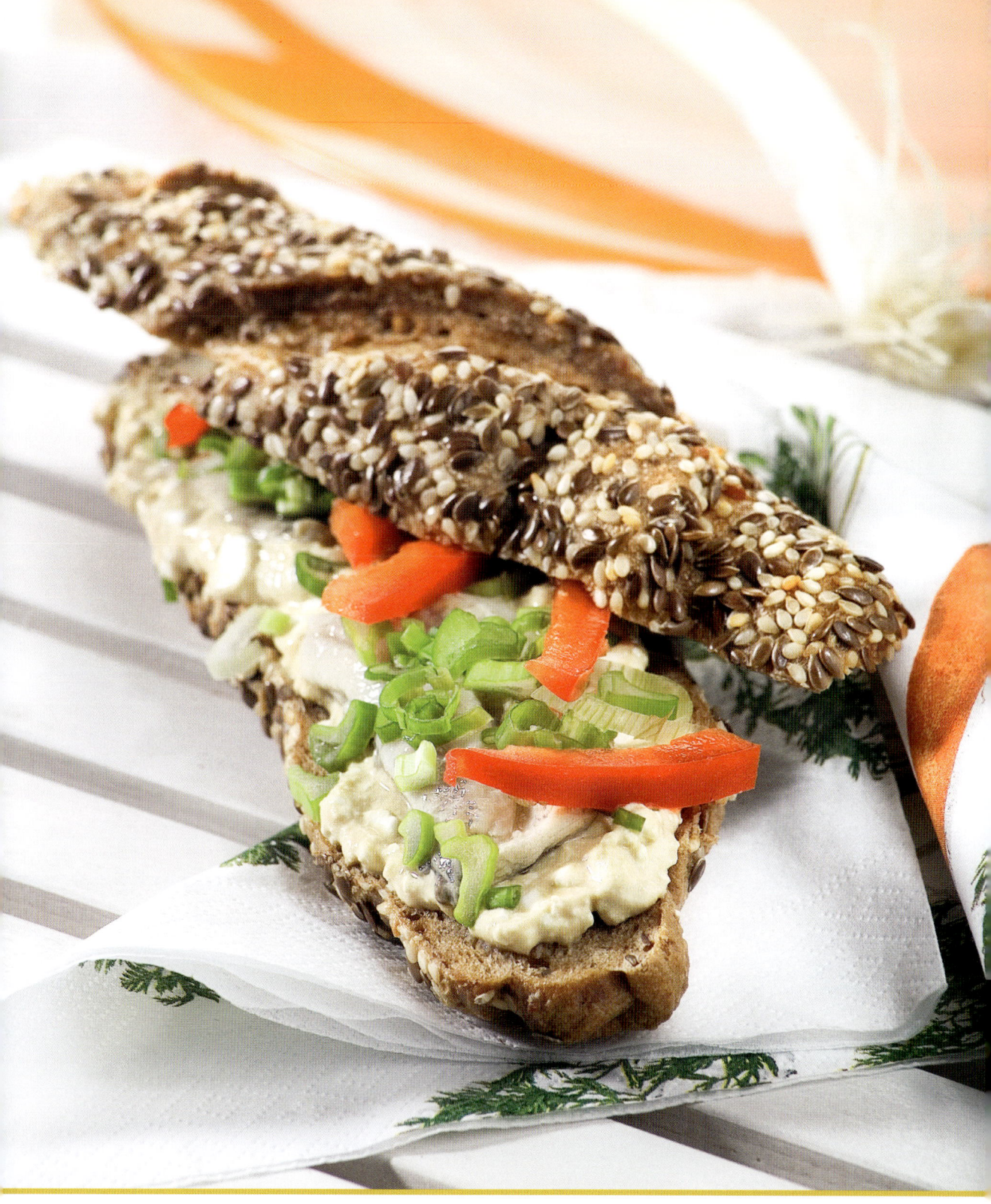

Mariniertes Eierschwammerlsülzchen

4 PORTIONEN

250 g Eierschwammerln
(Pfifferlinge)

100 g Karotten

100 g Zucchini

250 ml Gemüsebrühe

5 Blatt Gelatine

Petersilie

Salz, Pfeffer

Klarsichtfolie

kleine Terrinenform

Balsamicoessig

1 EL Olivenöl

Salz, Pfeffer

4 Vollkornbrote (à 30 g)

Nährwerte pro Portion:

kcal	109
Eiweiß	5,7 g
Fett	3,3 g
Kohlenhydrate	13,4 g
Ballaststoffe	7,2 g
Cholesterin	0 mg
Broteinheiten	1,1

ZUBEREITUNG:

Eierschwammerln putzen, Karotten und Zucchini waschen, nicht schälen und in kleine Würfel schneiden. Gemüsebrühe aufkochen lassen, Karottenwürfel je nach Größe ca. 2 Minuten darin bissfest kochen, Zucchiniwürfel zugeben und weitere 2 Minuten kochen lassen. Zum Schluss die Eierschwammerln zugeben und kurz ziehen lassen. Vom Herd nehmen und etwas überkühlen lassen.

Inzwischen Gelatine in Wasser einweichen. Ausgedrückte Gelatine in der warmen, nicht mehr heißen Gemüsesuppe auflösen. Gehackte Petersilie untermischen, mit Salz und Pfeffer abschmecken.

Masse in eine geeignete, mit Klarsichtfolie ausgelegte Terrinenform füllen und im Kühlschrank mindestens 3 Stunden, am besten über Nacht, fest werden lassen.

Zum Servieren Sülzchen aufschneiden, auf Teller legen. Aus Balsamicoessig, Olivenöl, Salz und Pfeffer eine Marinade bereiten, die Sülzchenschnitten damit beträufeln.

Mit Vollkornbrot servieren.

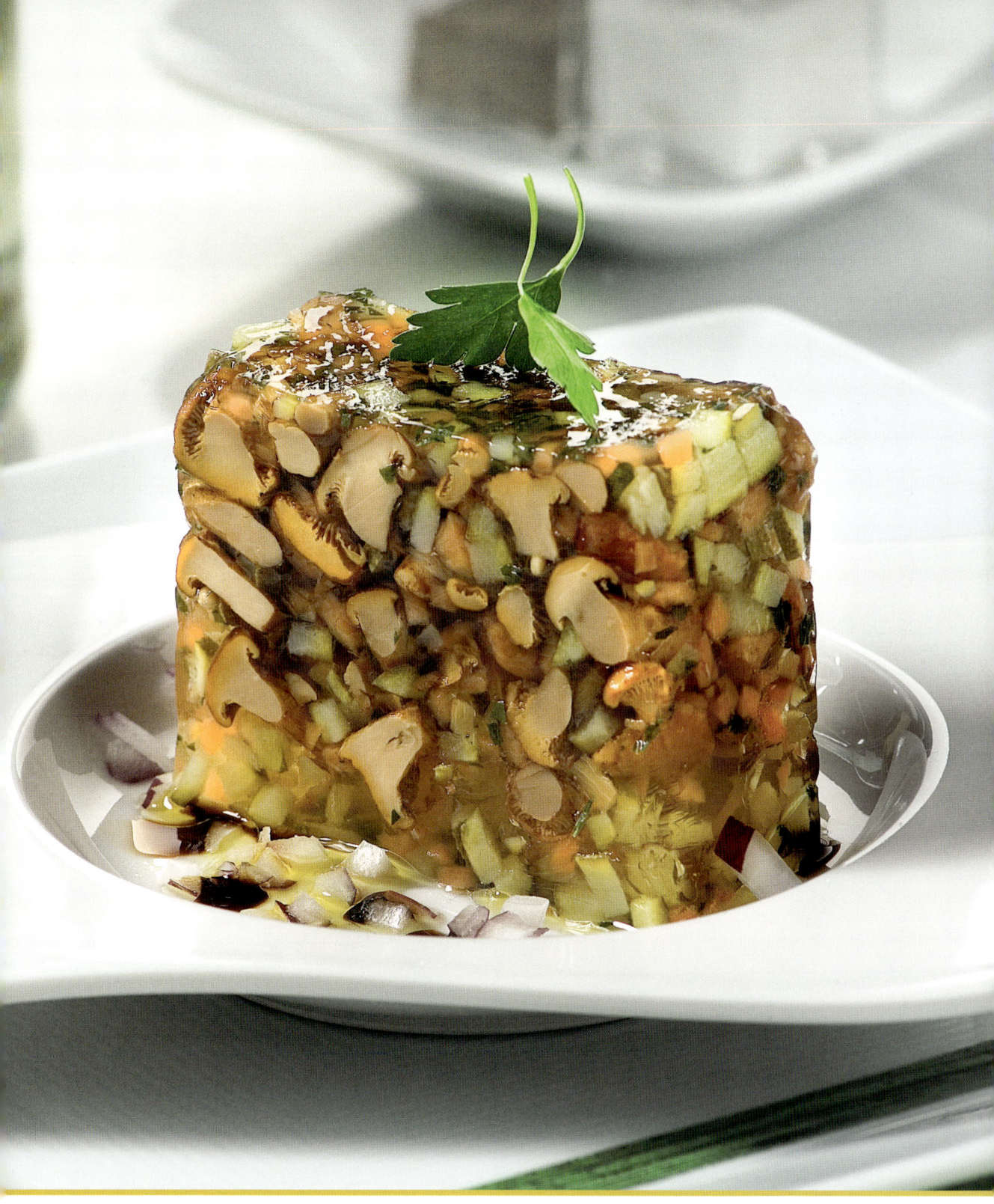

Gemüserezepte

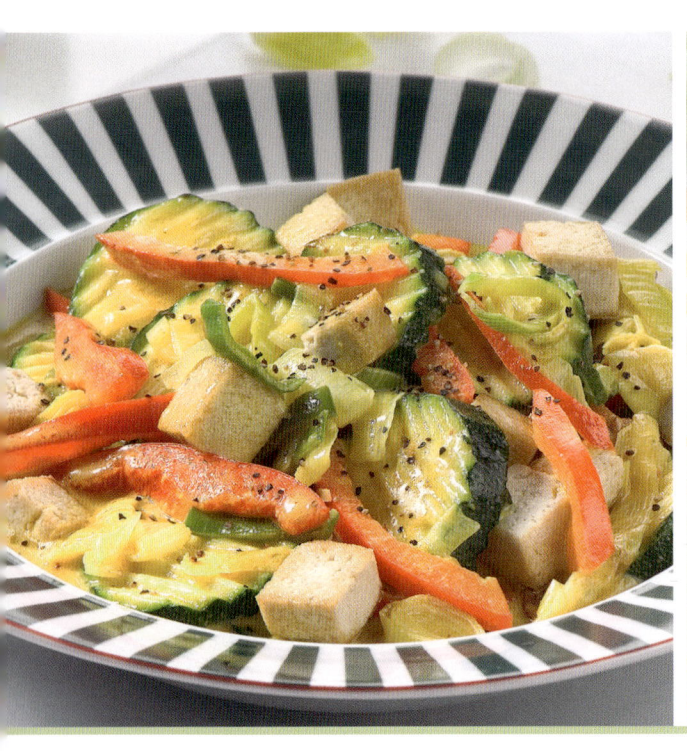
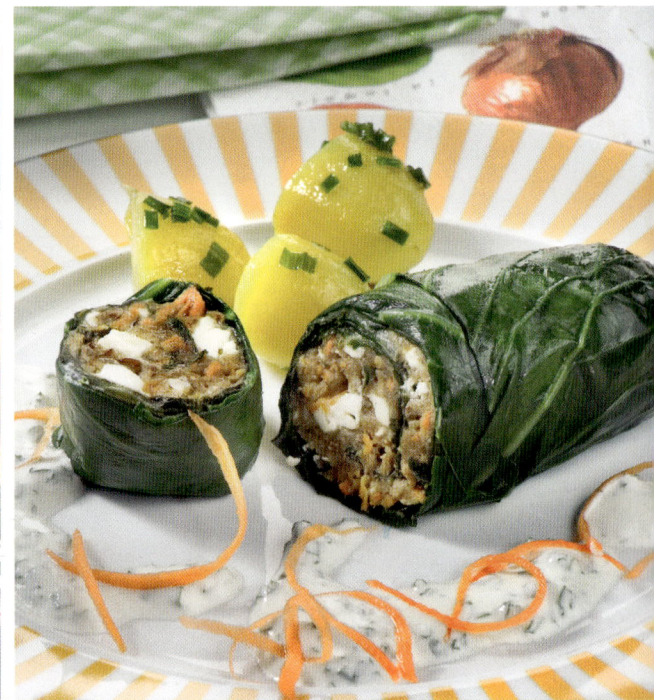

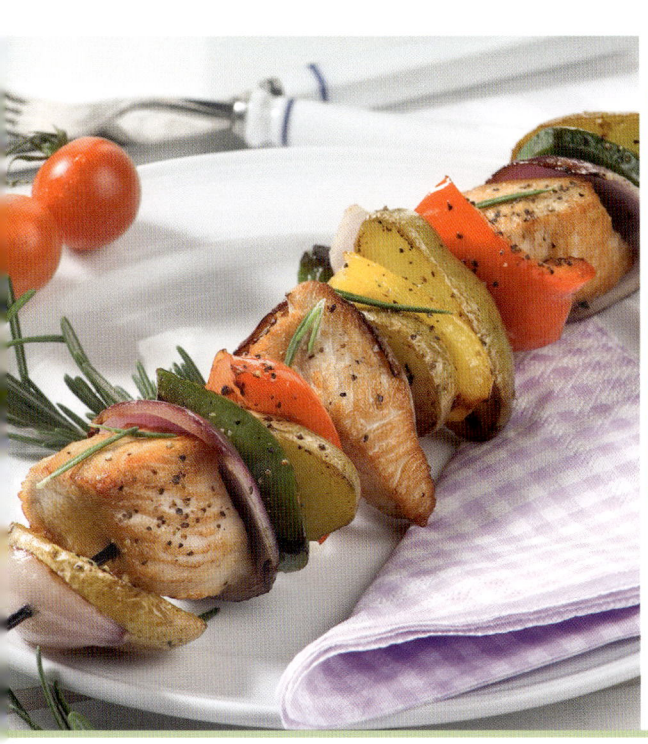

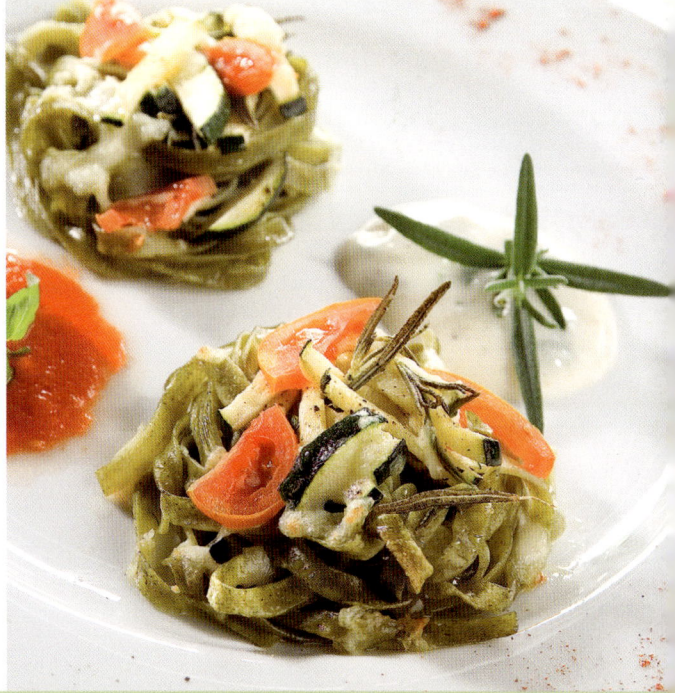

Gratinierte Gemüselaibchen

10 STÜCK

2 Karotten
1 Zucchini (ca. 200 g)
50 g Sellerieknolle
1/2 Stange Lauch
100 g Erbsen
50 g Haferflocken
1 Ei
Salz, Pfeffer
Muskat
50 g fettarmer Mozzarella
Backpapier

ZUBEREITUNG:

Karotten und Zucchini waschen, nicht schälen und mit einer Gemüsereibe grob raspeln. Sellerie ebenfalls grob raspeln. Lauch in Ringe schneiden. Alles Gemüse in einer beschichteten Pfanne bei großer Hitze unter ständigem Rühren 5 Minuten rösten, Haferflocken untermischen, in einer Schüssel überkühlen lassen.

Ei mit einer Gabel versprudeln, unter das Gemüse mischen. Masse mit Salz, Pfeffer und Muskat würzen und ca. 15 Minuten ziehen lassen.

Inzwischen Backrohr auf 180 °C vorheizen.

Aus der Masse 10 Laibchen formen. Diese auf ein mit Backpapier ausgelegtes Backblech legen und im vorgeheizten Backrohr 15 Minuten backen.

Mozzarella fein schneiden oder grob reiben und nach 15 Minuten Backzeit auf den Laibchen verteilen. Laibchen weitere 10 Minuten backen, danach Temperatur auf 200 °C erhöhen und bei Oberhitze oder mit der Grillfunktion 5 Minuten gratinieren, bis der Mozzarella goldbraun ist.

Nährwerte pro Stück:

kcal	65
Eiweiß	5,1 g
Fett	2,5 g
Kohlenhydrate	5,4 g
Ballaststoffe	1,9 g
Cholesterin	29 mg
Broteinheiten	0,5

TIPP

Zu den Gemüselaibchen passen Blattsalat oder auch eine Kräutersauce.

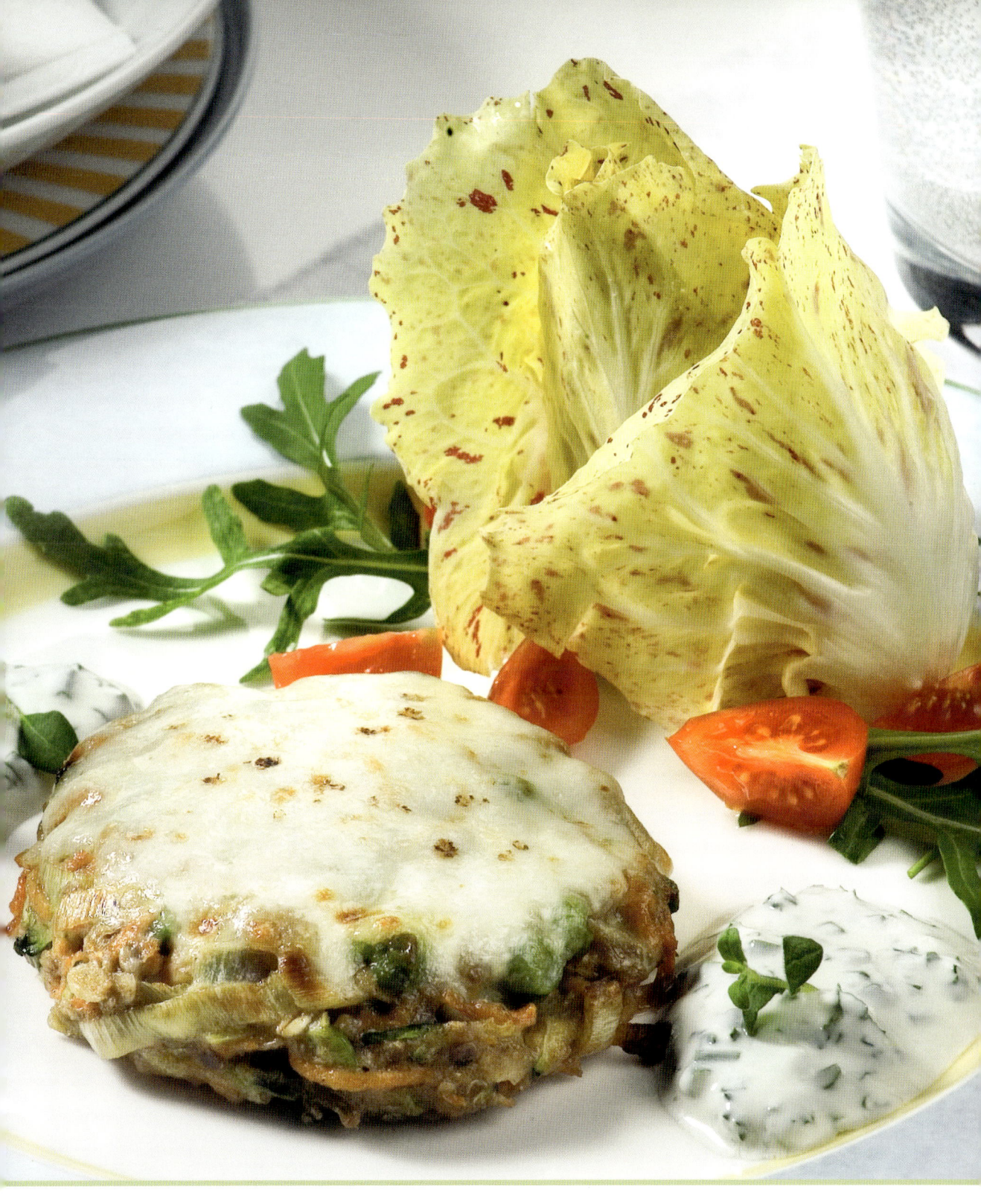

Gemüse-Tofu-Curry

2 PORTIONEN

1/2 Stange Lauch
1 roter Paprika
150 g Zucchini
10 g frischer Ingwer
1 EL Olivenöl
1 TL Curry
Kurkuma
gemahlener Koriander
1 EL Sojasauce
50 ml Kokosmilch
150 g Tofu, natur
Limettensaft

ZUBEREITUNG:

Lauch und Paprika in feine Streifen und Zucchini in Scheiben schneiden. Ingwer schälen und fein schneiden.

Öl in einem beschichteten Topf oder Wok erhitzen, Gemüse anbraten und etwas dünsten lassen, Ingwer beimengen. Curry, Kurkuma und Koriander zufügen, mit Sojasauce und Kokosmilch ablöschen. Tofu würfelig schneiden und unterrühren. Noch etwa 5 Minuten auf kleiner Flamme mitdünsten lassen.

Mit Limettensaft abschmecken.

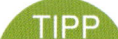

TIPP

Gemüse-Tofu-Curry am besten mit Basmatireis oder Couscous servieren.

Nährwerte pro Portion:

kcal	236
Eiweiß	12,3 g
Fett	14,9 g
Kohlenhydrate	12,4 g
Ballaststoffe	5,4 g
Cholesterin	0 mg
Broteinheiten	1,0

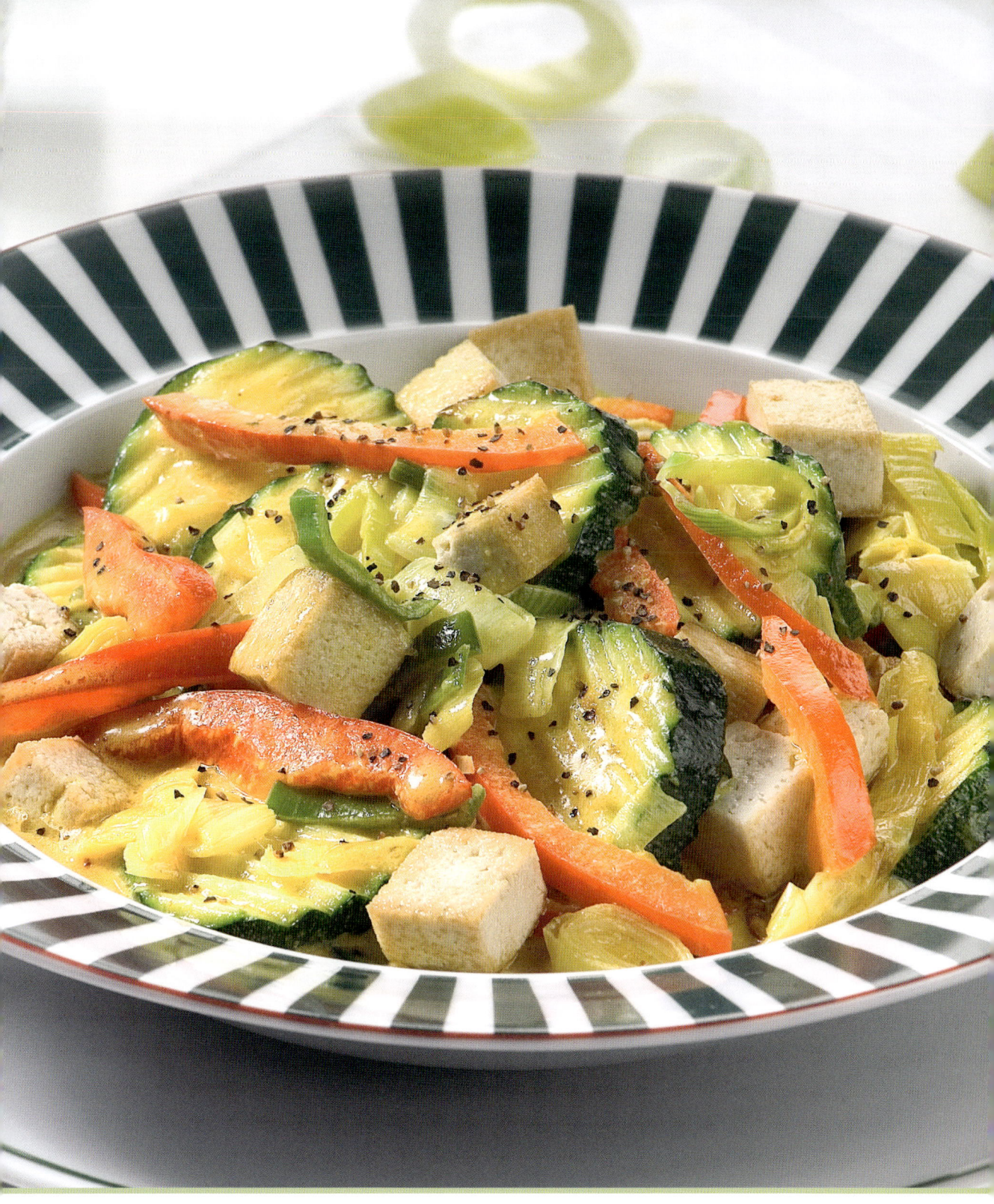

Gratinierte Kartoffeltortilla

2 PORTIONEN

500 g Kartoffeln, vorwiegend festkochend
1/2 Zwiebel
1 TL Olivenöl
1/2 grüner Paprika
1/2 roter Paprika
20 g Gemüsemais
Salz, Pfeffer
Thymian
100 g Magerjogurt
1 Ei
50 g fettarmer Schnittkäse

ZUBEREITUNG:

Backrohr auf 180 °C vorheizen.

Kartoffeln schälen und in Scheiben schneiden. In heißem Wasser ca. 5 Minuten vorkochen und gut abtropfen lassen.

Zwiebel klein schneiden und gemeinsam mit den vorgekochten Kartoffelscheiben in Olivenöl unter ständigem Rühren bis zu einer leichten Bräunung in einer backofengeeigneten Pfanne anbraten.

Paprika in kleine Würfel schneiden und gemeinsam mit dem Gemüsemais zu den Kartoffeln geben. Mit Salz, Pfeffer und Thymian würzen. Alles gut verrühren.

Magerjogurt und Ei gut vermischen, Käse reiben und zum Jogurt-Ei-Gemisch geben. Diese Mischung über das Kartoffel-Gemüse gießen und im Rohr bei 180 °C Oberhitze ca. 20 Minuten gratinieren.

Nährwerte pro Portion:

kcal	368
Eiweiß	18,6 g
Fett	11,6 g
Kohlenhydrate	44,7 g
Ballaststoffe	9,0 g
Cholesterin	115 mg
Broteinheiten	3,7

TIPP

Es kann natürlich jede beliebige Gemüsesorte verwendet werden.

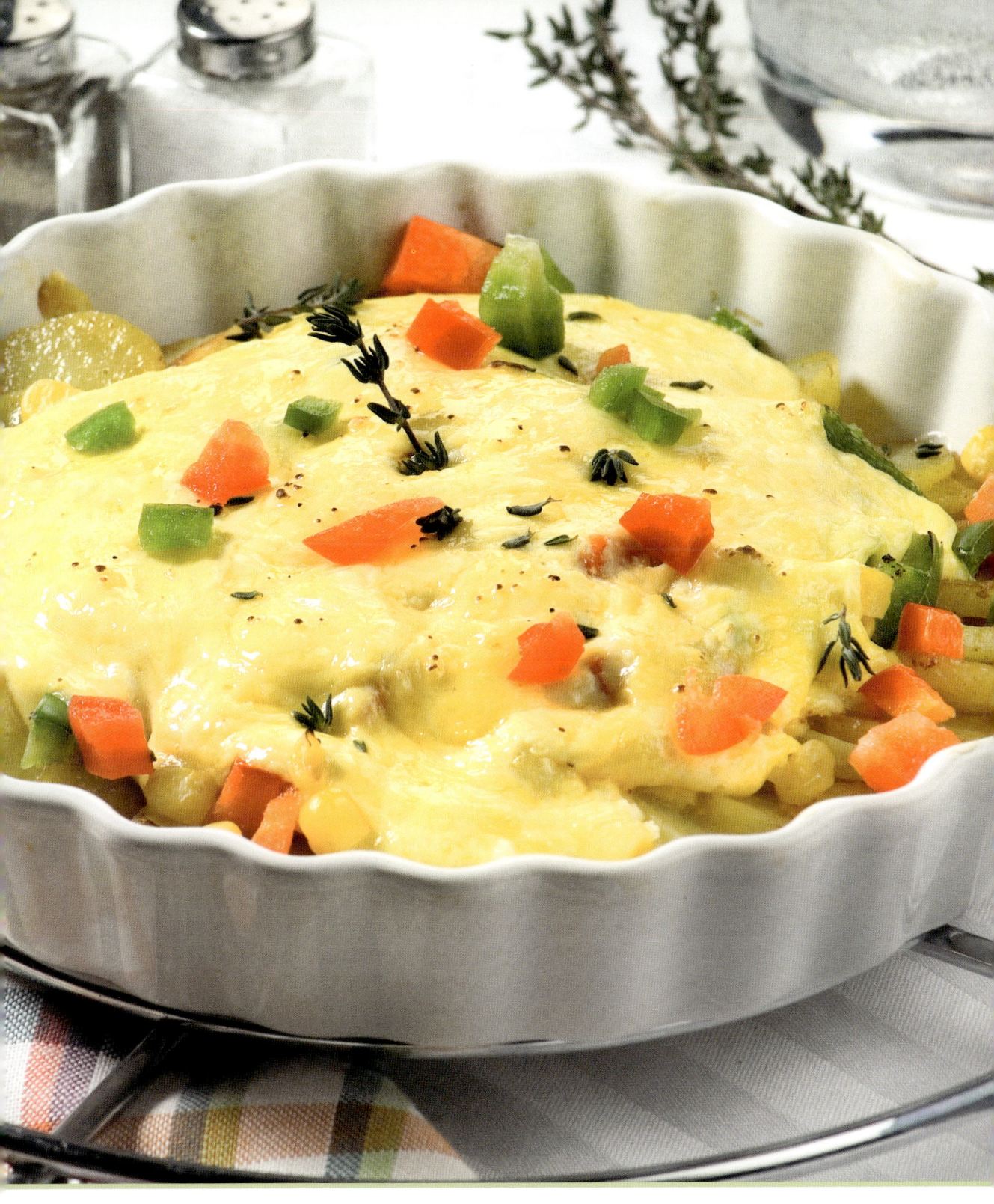

Mangoldrouladen mit Grünkern-Schafkäse-Fülle

2 PORTIONEN

250 g Magerjogurt
1/2 Zwiebel
1 Karotte
1 TL Rapsöl
250 ml Gemüsebrühe
80 g Grünkernschrot
6 große Mangoldblätter
Wasser
Salz
50 g fettarmer Schafkäse (Feta)
1 Ei
1 EL Vollkornmehl
Pfeffer
gehackte Petersilie
Wasser
2 EL gehackte Kräutermischung
Salz, Pfeffer

Nährwerte pro Portion:

kcal	369
Eiweiß	22,2 g
Fett	11,8 g
Kohlenhydrate	41,1 g
Ballaststoffe	9,1 g
Cholesterin	133 mg
Broteinheiten	3,4

ZUBEREITUNG:

Magerjogurt in einem Kaffeefilter über einem Glas abtropfen lassen.

Zwiebel und Karotte in feine Stücke schneiden, Zwiebel in Rapsöl hellbraun rösten, mit Gemüsebrühe aufgießen und aufkochen lassen. Grünkernschrot und Karottenstücke zugeben, umrühren und zugedeckt auf kleiner Flamme ca. 10 Minuten dünsten.

Inzwischen Mangoldblätter in kochendem Salzwasser ca. 30 Sekunden blanchieren, kalt abschrecken und nebeneinander auf Küchenpapier auflegen. Die dicken Mittelrippen eventuell vorsichtig entfernen.

Grünkernmasse etwas überkühlen lassen, Schafkäse in kleine Stücke schneiden und mit Ei und Vollkornmehl unter die Grünkernmasse mischen, mit Pfeffer und gehackter Petersilie würzen. Die Masse auf den blanchierten Mangoldblättern verteilen, diese einrollen, in einen Topf mit einem Dämpfeinsatz geben und wenige Minuten über heißem Wasserdampf erwärmen.

Abgetropftes Magerjogurt mit den gehackten Kräutern, Salz und Pfeffer abschmecken.

Mangoldrouladen mit dem Kräuterjogurt servieren.

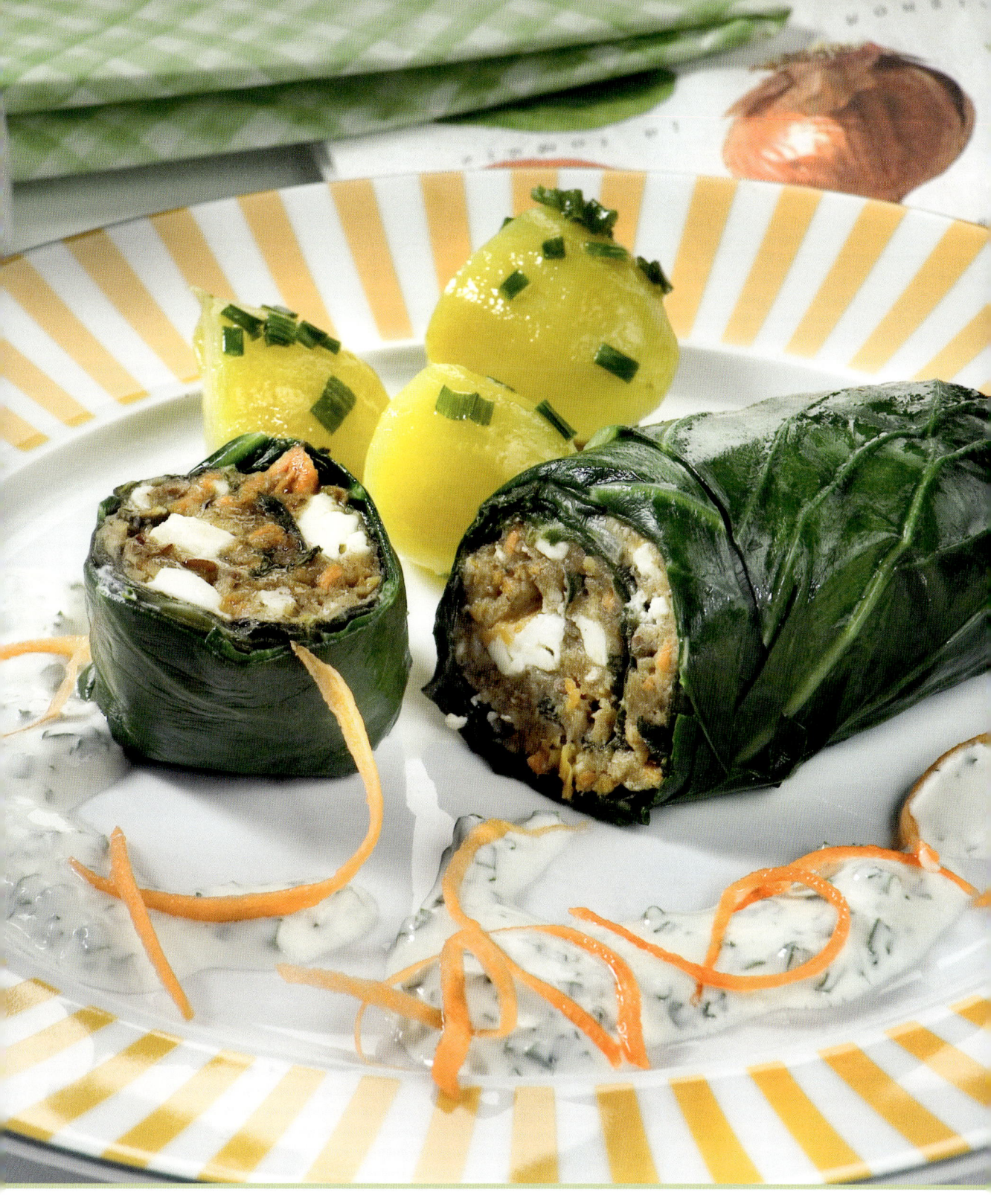

Scharfes Tomaten-Kichererbsen-Ragout

2 PORTIONEN

1 Zwiebel
1 grüner Paprika
2 Knoblauchzehen
1 EL Olivenöl
400 g passierte Tomaten (aus der Dose)
Salz
1/2 TL Cayennepfeffer
je 1 Msp. Kreuzkümmel, Zimt, Kardamom
200 g Kichererbsen (aus der Dose), abgetropft
gehackte Petersilie
150 g Vollkornbaguette

ZUBEREITUNG:

Zwiebel fein hacken, Paprika in ca. 1,5 cm große Würfel schneiden. Knoblauch fein hacken. Zwiebel- und Paprikawürfel in Olivenöl anrösten. Passierte Tomaten zugeben, Salz, Cayennepfeffer und Gewürze zufügen, ca. 5 Minuten zugedeckt leicht köcheln lassen. Kichererbsen zugeben und erwärmen.

Ragout in tiefen Tellern mit gehackter Petersilie bestreut und Vollkornbaguette als Beilage servieren.

TIPP

Man kann dieses Ragout auch mit Fleisch servieren.

Nährwerte pro Portion:

kcal	388
Eiweiß	16,2 g
Fett	9,3 g
Kohlenhydrate	58,1 g
Ballaststoffe	14,5 g
Cholesterin	0 mg
Broteinheiten	4,8

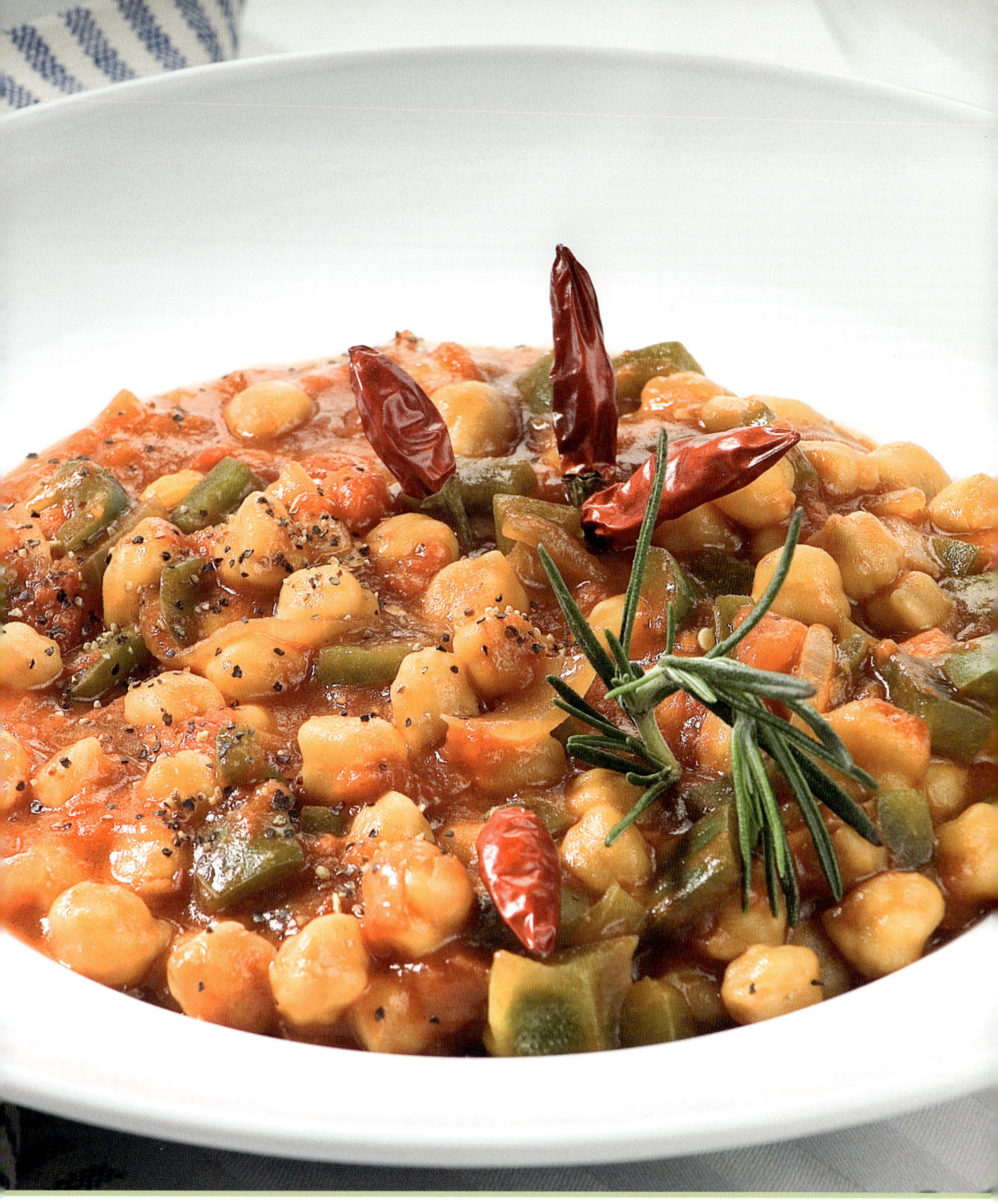

Sizilianischer Gemüseeintopf

4 PORTIONEN

200 g Tomaten
Wasser
1 Zwiebel
1 Knoblauchzehe
1 gelber Paprika
1 grüner Paprika
1 Melanzani
1 Zucchini (ca. 200 g)
1 EL Olivenöl
125 ml Gemüsebrühe
8 schwarze Oliven
Salz, Pfeffer
Petersilie
Oregano
Thymian

ZUBEREITUNG:

Tomaten auf der Unterseite kreuzweise einschneiden, für 10 Sekunden in kochendes Wasser legen, häuten und in Spalten schneiden. Zwiebel in feine Ringe schneiden, Knoblauch pressen. Paprika entkernen und in Streifen schneiden. Melanzani und Zucchini grob würfeln.

Zwiebel und Knoblauch in Olivenöl glasig andünsten, anschließend mit Gemüsebrühe aufgießen. Gemüse dazugeben und auf kleiner Flamme zugedeckt ca. 15 Minuten dünsten, Oliven zugeben und kurz ziehen lassen.

Danach mit Salz und Pfeffer abschmecken und die gehackten frischen Kräuter untermischen. Sofort servieren.

TIPP

Dieser Eintopf ist eine hervorragende Beilage zu Gegrilltem. Mit Vollkornbrot (pro Scheibe 94 kcal, 0,5 g Fett) oder Kartoffeln (pro Stück 50 kcal, 0 g Fett) wird er zur Hauptspeise für zwei Personen.

Nährwerte pro Portion:

kcal	107
Eiweiß	3,7 g
Fett	6,1 g
Kohlenhydrate	8,8 g
Ballaststoffe	6,5 g
Cholesterin	0 mg
Broteinheiten	0,7

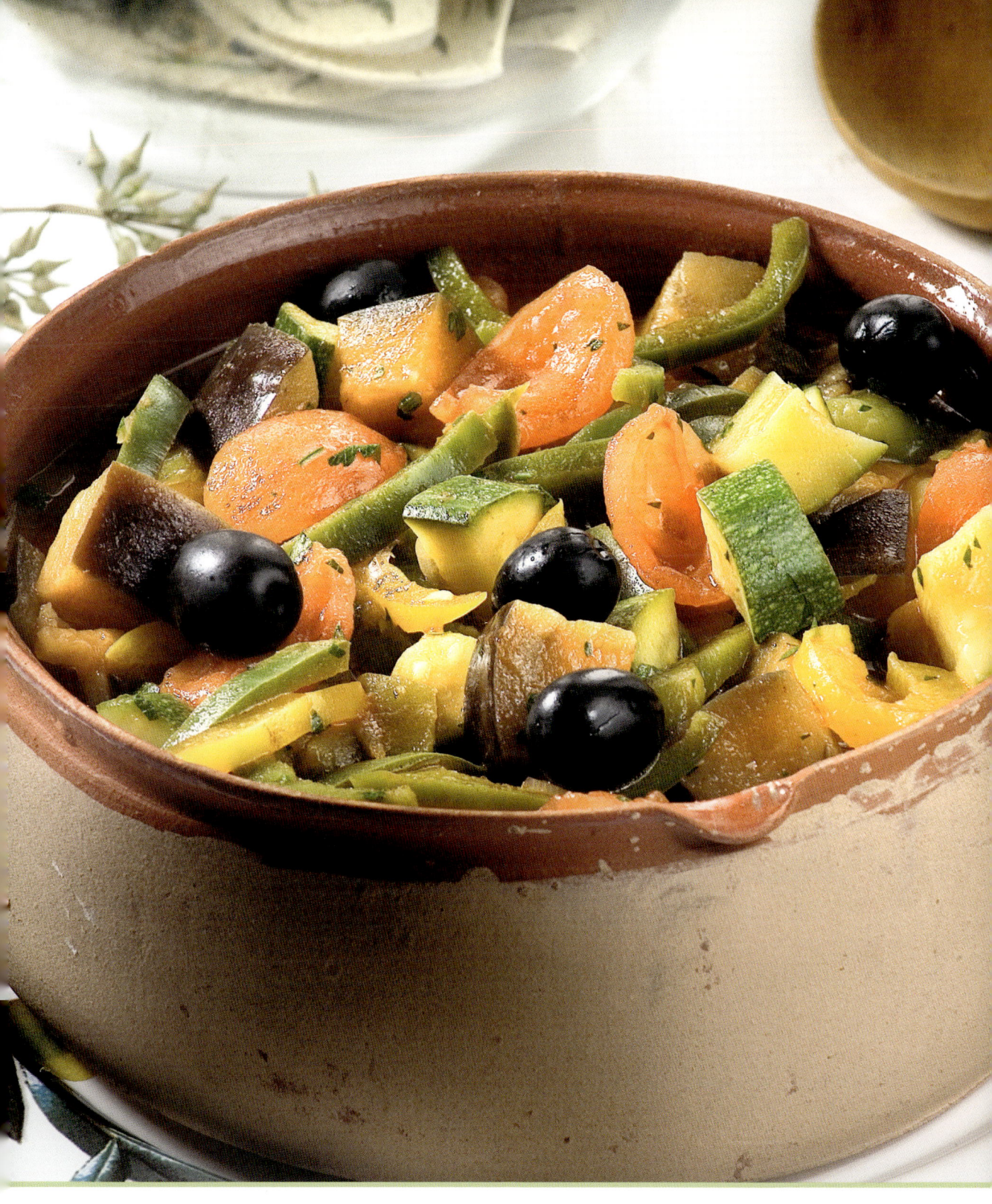

Mangoldknödel

8 STÜCK

400 g Mangold
200 g Kartoffeln, vorwiegend mehlig kochend
3 Eier
80 g Semmelbrösel
80 g Grieß
Salz, Pfeffer, Muskat
Wasser
Salz

ZUBEREITUNG:

Mangold fein hacken. Kartoffeln kochen, schälen und durch eine Kartoffelpresse drücken.

Alle Zutaten miteinander vermengen und die ganze Masse ca. 15 Minuten ziehen lassen.

8 Knödel formen und im Salzwasser 15 Minuten leicht köcheln lassen.

TIPP

Die Knödel eignen sich hervorragend für die Zubereitung im Dampfgarer.

Sie sind eine gute Beilage zu Fisch und weißem Fleisch.

Statt Brösel und Grieß können auch Vollkornbrösel und -grieß verwendet werden. Dadurch erhöht sich der Ballaststoffgehalt.

Nährwerte pro Stück:

kcal	133
Eiweiß	6,4 g
Fett	3 g
Kohlenhydrate	19,5 g
Ballaststoffe	3,1 g
Cholesterin	89 mg
Broteinheiten	1,6

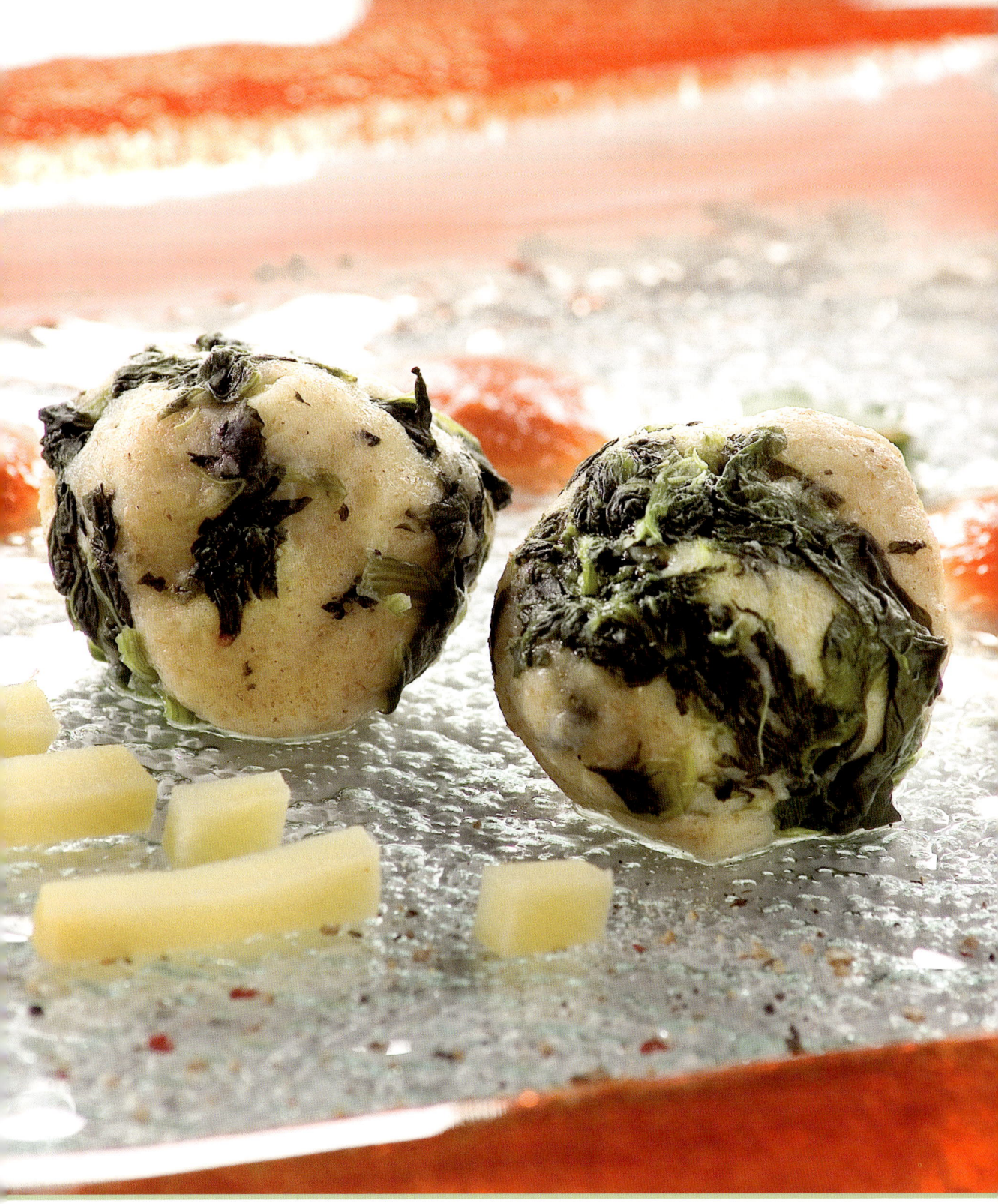

Kohlrouladen vegetarisch

Römertopf®

2 PORTIONEN

6 große Kohlblätter

Wasser

Salz

250 g Kartoffeln, mehlig

1/2 Zwiebel

100 g Pilze nach Saison

1 TL Olivenöl

2 EL gehackte Petersilie

2 EL gehackte Walnüsse

Majoran

Salz, Pfeffer

50 ml Gemüsebrühe

Küchengarn

ZUBEREITUNG:

Römertopf® mindestens 15 Minuten wässern.

Kohlblätter in Salzwasser ca. 1 Minute blanchieren, kalt abschrecken, abtropfen lassen.

Kartoffeln kochen, schälen und durch die Kartoffelpresse drücken.

Zwiebel fein hacken, Pilze klein schneiden. Zwiebel in Olivenöl hellbraun rösten, Pilze zugeben und mitrösten. Zwiebel, Pilze, Petersilie, Walnüsse und Majoran unter die Kartoffelmasse mischen, mit Salz und Pfeffer würzen.

Die Kartoffel-Pilz-Masse gleichmäßig auf den Kohlblättern verteilen, diese einrollen und mit Küchengarn zubinden. Kohlrouladen in den Römertopf® geben, Gemüsebrühe dazugießen. Deckel aufsetzen, Römertopf® ins kalte Backrohr stellen und auf 200 °C aufheizen. Nach Erreichen der Temperatur ca. 30 Minuten garen.

Rouladen aus dem Römertopf® nehmen, Küchengarn entfernen, auf Tellern anrichten und heiß servieren.

Nährwerte pro Portion:

kcal	235
Fett	11,0 g
Eiweiß	10,6 g
Kohlenhydrate	22,9 g
Ballaststoffe	10,2 g
Cholesterin	0 mg
Broteinheiten	1,9

TIPP

Die Kohlrouladen können auch mit Tomatensauce serviert werden.

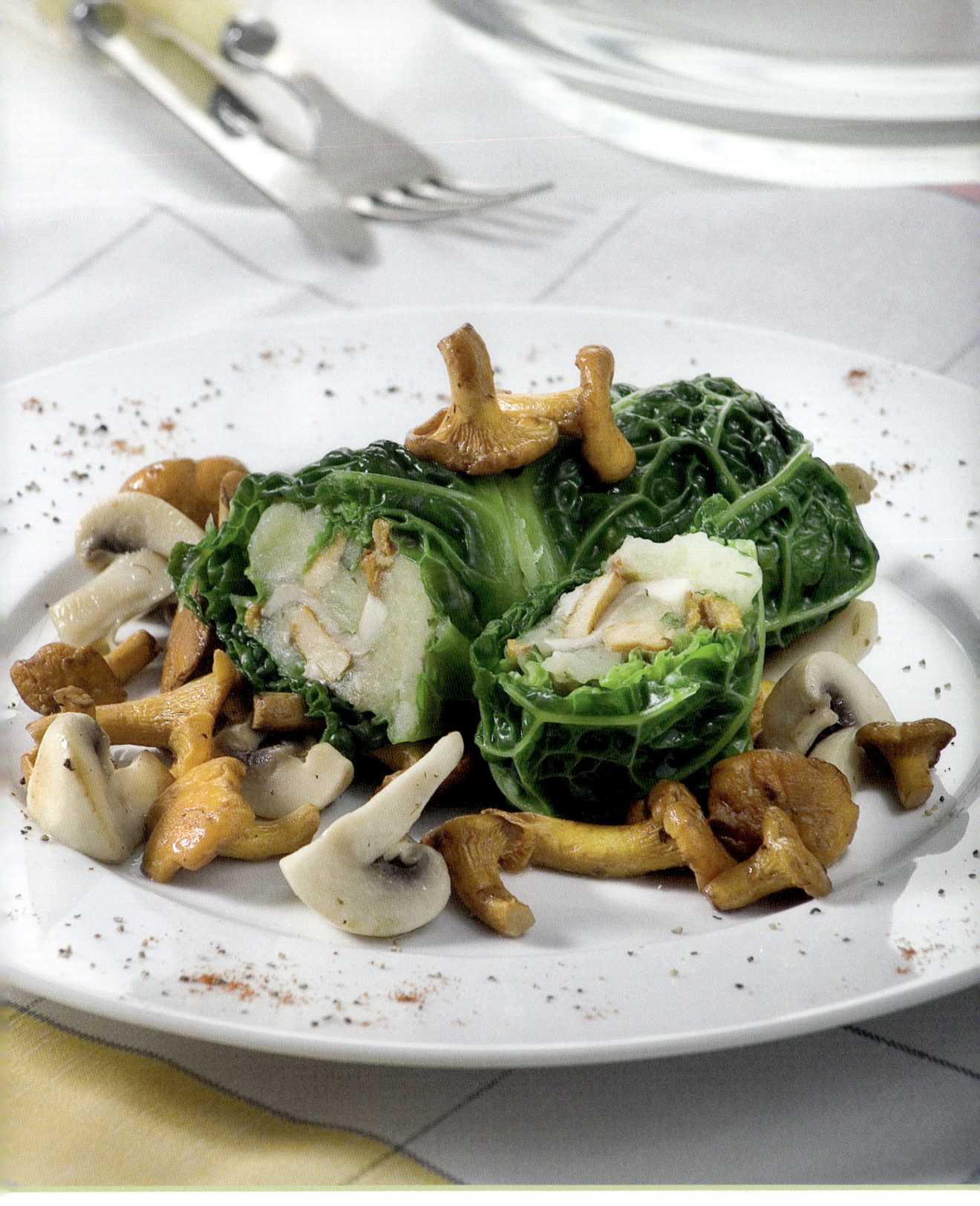

Paprika mit Couscousfülle

2 PORTIONEN

200 ml Gemüsebrühe	
100 g Couscous	
Salz, Pfeffer	
Kurkuma	
50 g fettarmer Schnittkäse	

2 Paprika	
1 TL Olivenöl	

1 Karotte	
1/2 Kohlrabi	
125 ml Tomatensaft	
Knoblauch	
Thymian, Salz, Pfeffer	

Gemüsebrühe aufkochen lassen, damit den Couscous übergießen, würzen und mindestens 15 Minuten quellen lassen. Schnittkäse grob reiben oder feinwürfelig schneiden und zur Couscousmasse geben.

Von den Paprika den Deckel abschneiden und das Kerngehäuse entfernen. Couscousmasse einfüllen und diese in eine feuerfeste Form setzen. Mit dem Öl beträufeln und im vorgeheizten Rohr bei 180 °C 15 Minuten garen lassen.

Karotte und Kohlrabi klein schneiden, gemeinsam mit dem Tomatensaft und den Gewürzen zu den Paprika geben und nochmals ca. 35 Minuten garen lassen.

Nährwerte pro Portion:

kcal	305
Eiweiß	15 g
Fett	9 g
Kohlenhydrate	40 g
Ballaststoffe	11 g
Cholesterin	5 mg
Broteinheiten	3

TIPP

Für die Fülle können Sie auch Bulgur, Reis oder Hirse verwenden.

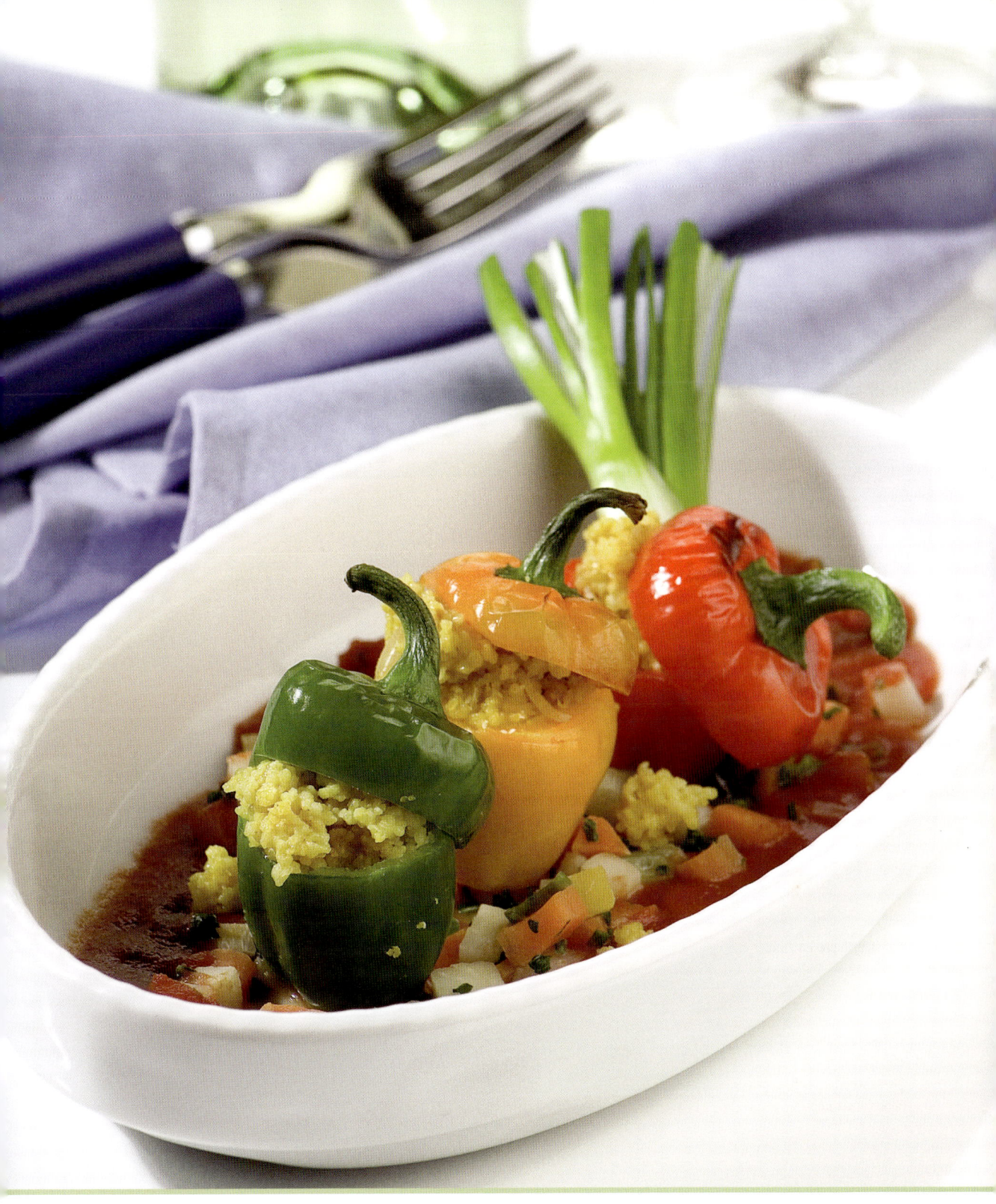

Gemüserösti

2 PORTIONEN

4 Kartoffeln, festkochend
1 Zucchini (ca. 200 g)
1 Karotte
1 Pastinake
Salz
1 Ei
Salz, Pfeffer
frische Kräuter nach Geschmack
evtl. 1 EL Vollkornmehl
1 EL Rapsöl

ZUBEREITUNG:

Kartoffeln schälen, Zucchini, Karotte und Pastinake waschen, nicht schälen. Alles Gemüse fein reiben und vermischen. Gemüseraspel salzen und ca. 10 Minuten in einem Sieb abtropfen lassen. Danach gut ausdrücken.

Ei mit einer Gabel versprudeln und unter das Gemüse mischen. Mit Salz, Pfeffer und reichlich Kräutern mischen. Wenn die Masse noch zu viel Flüssigkeit lässt, 1 EL Vollkornmehl untermischen.

Aus der Kartoffel-Gemüse-Masse Laibchen formen, zu dünnen Fladen flachdrücken und in einer beschichteten Pfanne in Rapsöl bei mittlerer Hitze auf beiden Seiten goldbraun braten.

Nährwerte pro Portion:

kcal	271
Eiweiß	8,8 g
Fett	9,0 g
Kohlenhydrate	24,1 g
Ballaststoffe	6,3 g
Cholesterin	119 mg
Broteinheiten	2,0

TIPP

Mit Kräutersauce oder Blattsalat servieren.

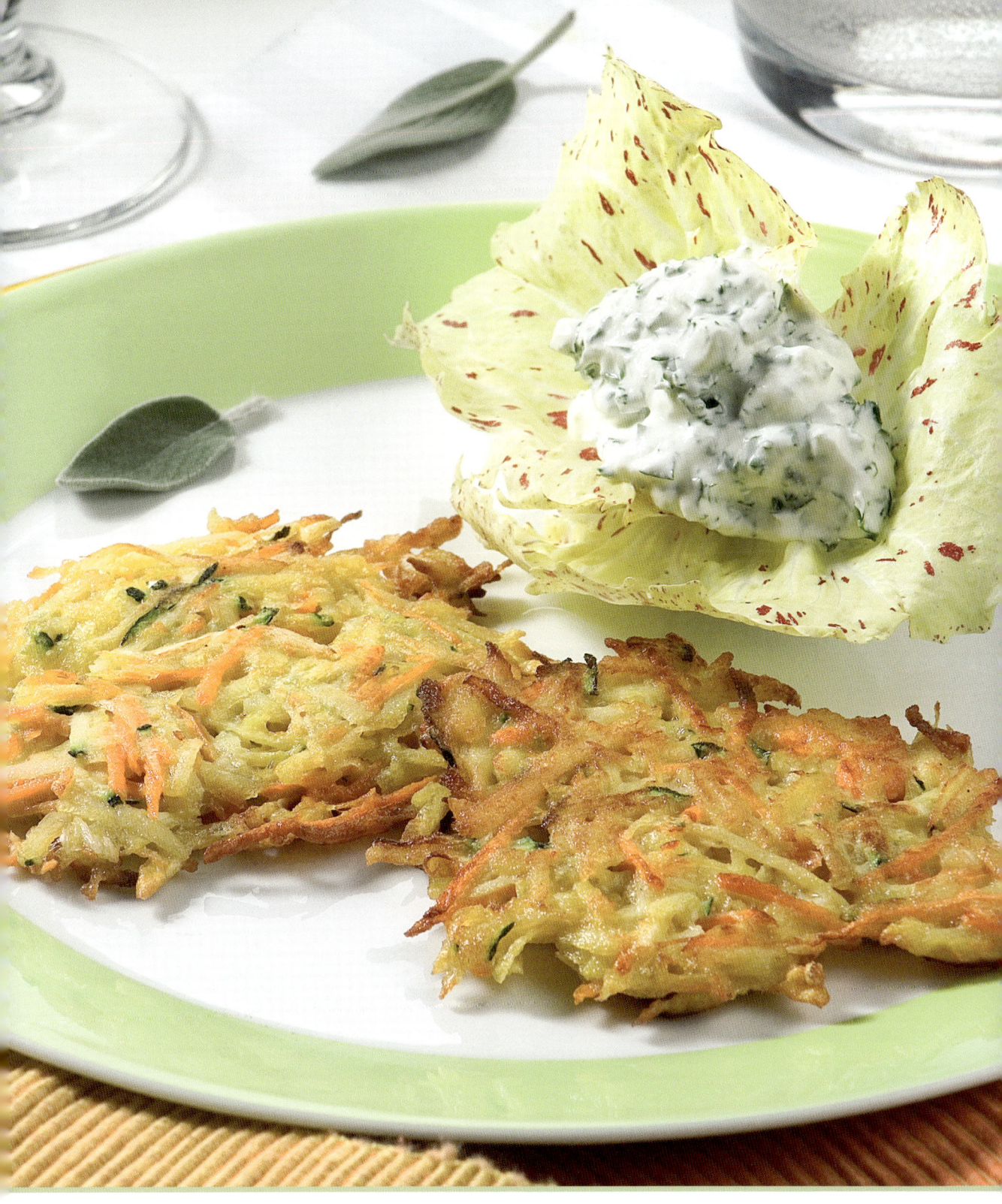

Überbackene Nudelnester

8 STÜCK

300 g Bandnudeln oder Spagetti

Wasser

Salz

2 Zucchini

1 Rosmarinzweig

1 EL Olivenöl

Salz, Pfeffer

125 g fettarmer Mozzarella

ZUBEREITUNG:

Backrohr auf 180 °C vorheizen.

Nudeln in reichlich leicht gesalzenem Wasser offen ca. 10 Minuten kochen, abseihen.

Zucchini julienne (in ganz feine Streifen) schneiden, Rosmarinnadeln abrebeln. Zucchini und Rosmarin in Olivenöl kurz braten, würzen. Nudeln mit den Zucchinistreifen vermischen.

Ein Backblech mit Backpapier auslegen. Die Zucchini-Nudeln mit einer großen Gabel zu 8 Nestern formen und diese auf das Backblech setzen.

Mozzarella reiben und auf den Nudelnestern verteilen.

Im vorgeheizten Backrohr ca. 10 Minuten überbacken.

TIPP

Die Nudelnester sind eine tolle Vorspeise oder Beilage.

Auch Kinder werden sie lieben.

Die Nudelnester können natürlich mit verschiedenen Saucen beliebig variiert werden.

Nährwerte pro Stück:

kcal	178
Eiweiß	8,6 g
Fett	3,5 g
Kohlenhydrate	27,6 g
Ballaststoffe	2,5 g
Cholesterin	19 mg
Broteinheiten	2,3

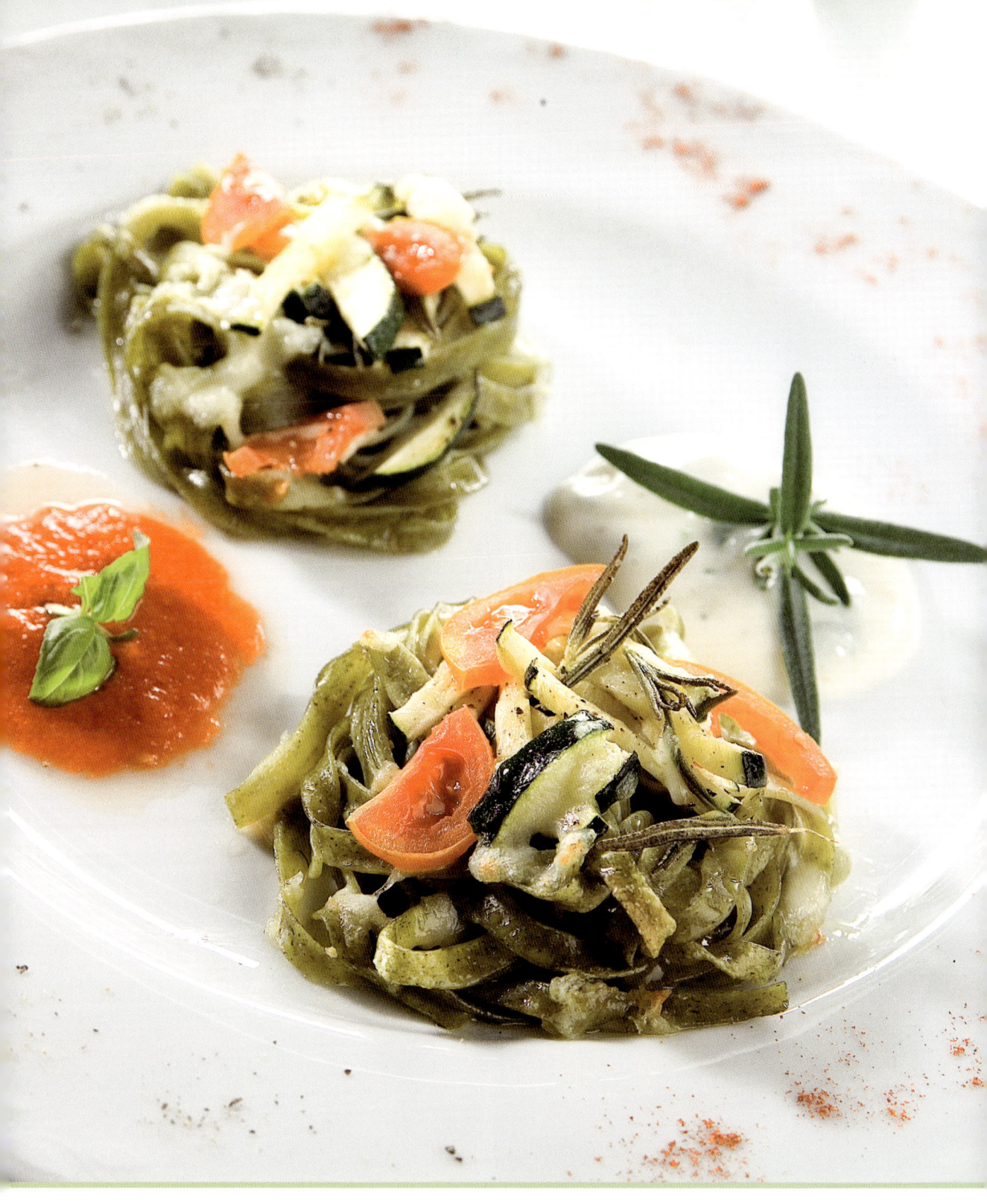

Fischrezepte

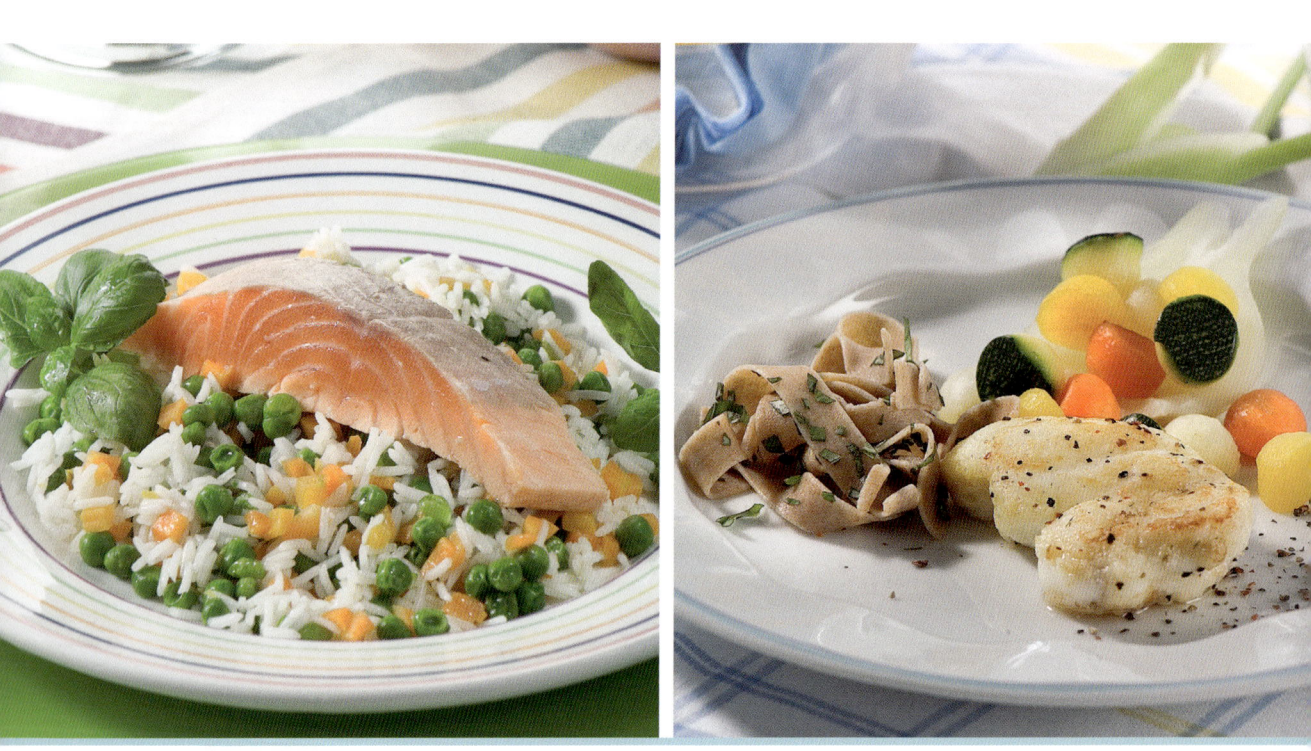

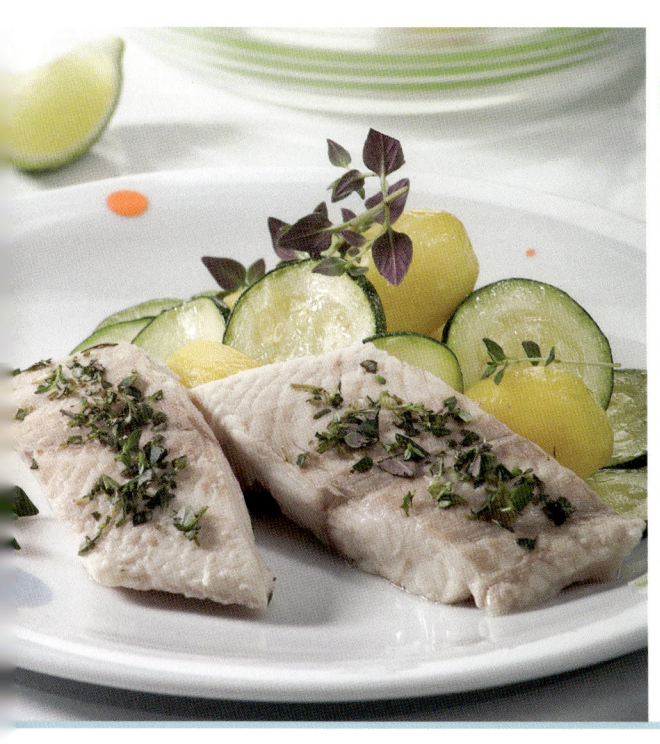

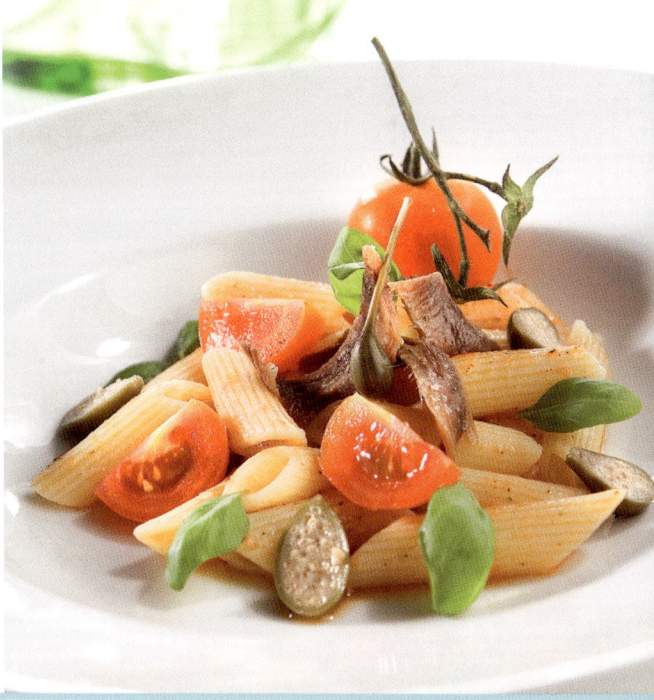

Fischroulade mit Rosmarinkartoffeln

Folie

2 PORTIONEN

300 g Kartoffeln, festkochend

1 TL Rapsöl

1 Rosmarinzweig

Salz

1/2 Zwiebel

1 Knoblauchzehe

1 TL Olivenöl

2 Tomaten

1 EL Tomatenmark

Salz, Pfeffer

2 dünne Fischfilets (à ca. 120 g), z. B. Scholle

Salz, Pfeffer, Zitronensaft

2 Rosmarinzweige

Alufolie

ZUBEREITUNG:

Kartoffeln im Dämpfeinsatz je nach Größe ca. 20–30 Minuten garen. Einen Rosmarinzweig abrebeln, Nadeln fein hacken. Gekochte Kartoffeln schälen. In einem Topf Rapsöl erwärmen, Rosmarin zugeben, geschälte Kartoffeln im Rosmarin wenden und salzen.

Backrohr auf 180 °C vorheizen.

Zwiebel und Knoblauch fein hacken und in Olivenöl glasig dünsten. Tomaten fein würfeln, zugeben. Tomatenmark einrühren. Mit Salz und Pfeffer würzen.

Fischfilets mit Salz, Pfeffer und Zitronensaft würzen. Je ein Fischfilet auf einen Bogen Alufolie setzen, mit Tomatenmasse und jeweils einem Zweig Rosmarin belegen und einrollen. Die Alufolie zu einem Päckchen dicht verschließen, auf ein Backblech setzen und ca. 20–30 Minuten garen.

Danach die Fischrouladen entweder auspacken oder mit der Folie auf Tellern mit den Rosmarinkartoffeln anrichten.

Nährwerte pro Portion:

kcal	326
Eiweiß	26,9 g
Fett	7,8 g
Kohlenhydrate	34,8 g
Ballaststoffe	6,0 g
Cholesterin	50 mg
Broteinheiten	2,9

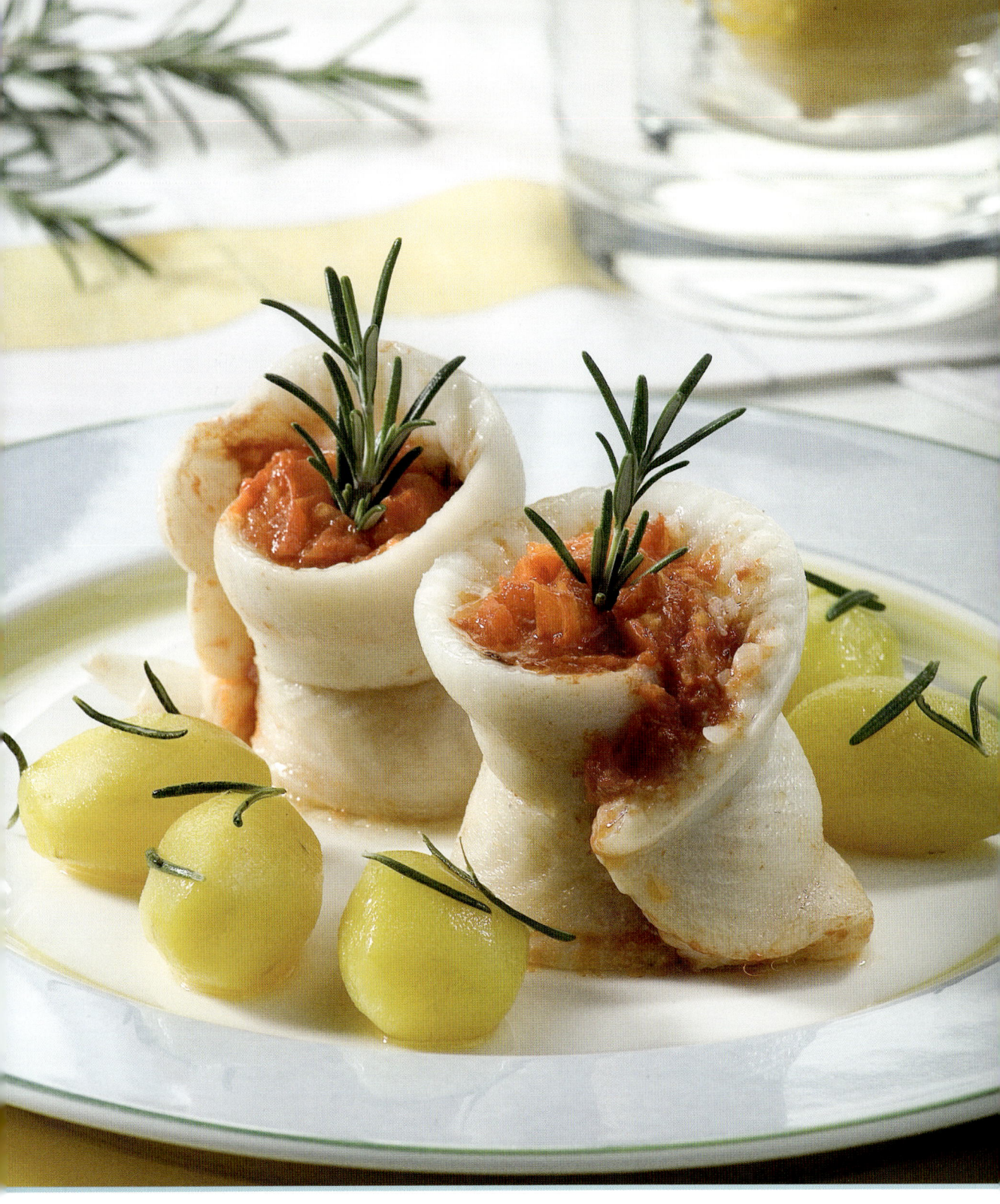

Glasig gebratener Lachs mit Gemüsereis

Folie

2 PORTIONEN

2 Lachsfilets (à 125 g)

2 EL Zitronensaft

Salz, Pfeffer

Gemüsereis:

100 g Basmatireis

250 ml Wasser

Salz

2 Karotten

50 g Erbsen

evtl. Gemüsebrühe

Salz, Pfeffer

Frischhaltefolie

ZUBEREITUNG:

Backrohr auf 110 °C vorheizen.

Lachsfilets mit Zitronensaft einreiben und mit Salz und Pfeffer würzen. Auf ein feuerfestes Geschirr legen und dieses mit Frischhaltefolie abdecken. Ins vorgeheizte Backrohr stellen und den Lachs glasig garen (ca. 20 Minuten).

Reis in leicht gesalzenem, heißem Wasser ca. 12 Minuten zugedeckt dünsten.

Karotten waschen und abbürsten, nicht schälen, in kleine Stücke schneiden. Karottenstücke und Erbsen nach der halben Garzeit zum Reis geben und mitdünsten. Eventuell etwas Gemüsebrühe zugießen. Mit Salz und Pfeffer abschmecken.

Den innen noch glasigen Lachs mit dem Gemüsereis anrichten.

TIPP

Frischhaltefolie kann bis zu einer Temperatur von maximal 120 °C verwendet werden. Für höhere Temperaturen ist sie nicht geeignet.

Die Frischhaltefolie hat im Gegensatz zur Alufolie den Vorteil, dass man durch sie hindurch das Gargut beobachten und den Garzustand besser feststellen kann.

Lachs ist zwar ein fetter Fisch, aufgrund der enthaltenen gesundheitsfördelichen Omega-3-Fettsäuren sollte er dennoch im Rahmen des Abnehmens verzehrt werden.

Nährwerte pro Portion:

kcal	435
Eiweiß	32,7 g
Fett	8,8 g
Kohlenhydrate	54,7 g
Ballaststoffe	6,7 g
Cholesterin	44 mg
Broteinheiten	4,6

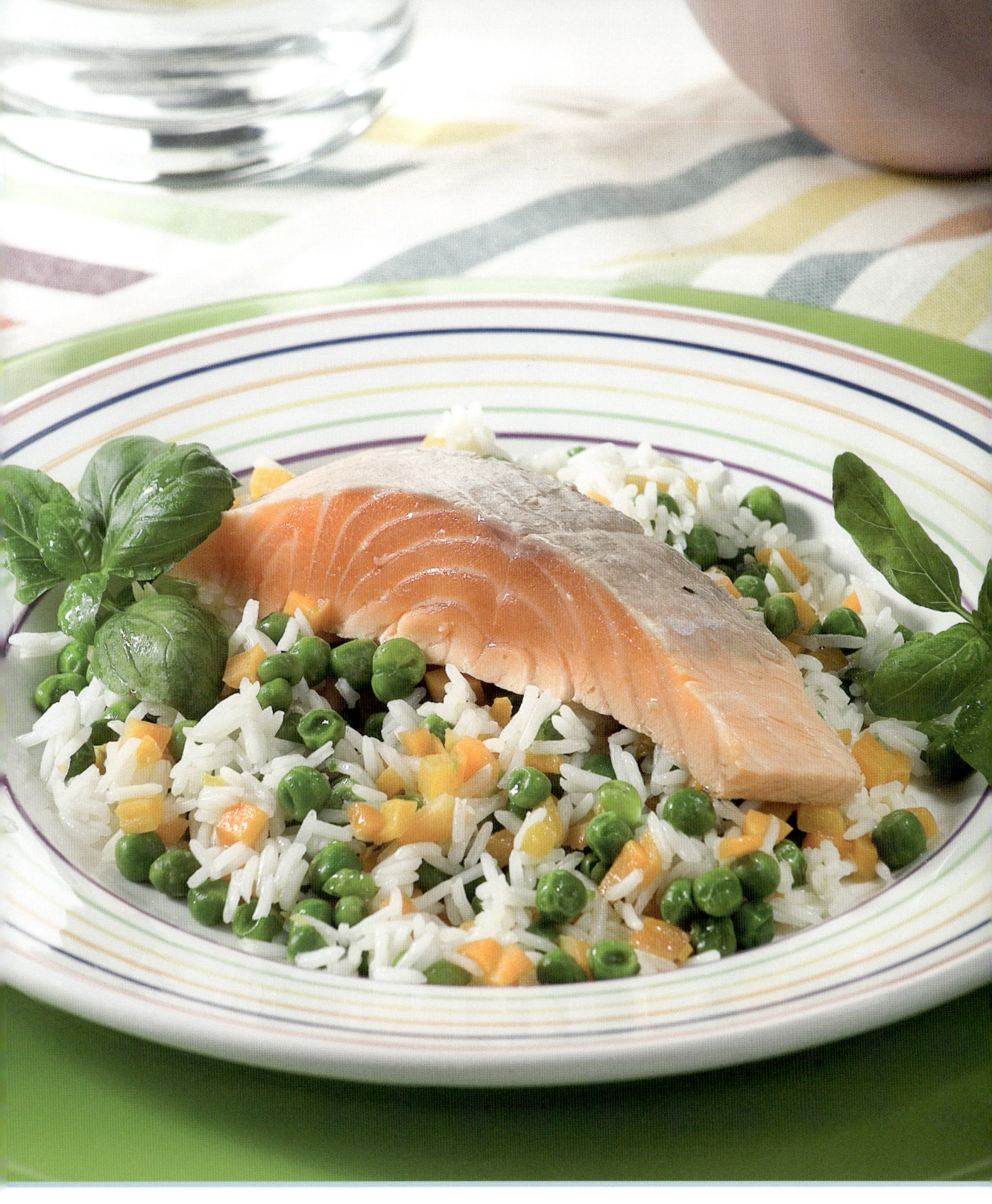

Kräuterfisch mit Kartoffel-Zucchini-Gemüse

Folie

2 PORTIONEN

400 g kleine, speckige Kartoffeln,
am besten Heurige

1 Zucchini (ca. 200 g)

Salz, Pfeffer

2 Thymianzweige

2 TL Olivenöl

2 Filets eines mageren Fisches
(z. B. Kabeljau, Seelachs),
à 150 g

2 EL Zitronensaft

Salz, Pfeffer

1 TL abgeriebene Schale einer
unbehandelten Zitrone

Kräuter nach Belieben (frisch
oder tiefgekühlt)

Alufolie

ZUBEREITUNG:

Backrohr auf 180 °C vorheizen.

Kartoffeln waschen und abbürsten. In einem
Dämpfeinsatz ca. 15 Minuten vorgaren, schälen
und in grobe Stücke schneiden. Zucchini in
schmale Scheiben schneiden. Zwei Stück Alufolie
auflegen, die geschnittenen Kartoffeln und
Zucchini in der Mitte verteilen, mit Salz und Pfeffer
würzen, je einen Thymianzweig darauf legen und
mit Olivenöl beträufeln. Die Alupäckchen dicht
verschließen.

Auf zwei weitere Stücke Alufolie jeweils ein mit
Zitronensaft, Salz und Pfeffer gewürztes Fischfilet legen und mit Zitronenschale und Kräutern
bestreuen. Anschließend Päckchen dicht
verschließen.

Alle vier Alupäckchen auf ein Backblech legen und
im vorgeheizten Backrohr ca. 20 Minuten garen.

Danach öffnen, Fischfilets mit Kartoffel-Zucchini-
Gemüse anrichten.

Nährwerte pro Portion:

kcal	347
Eiweiß	34,3 g
Fett	7,4 g
Kohlenhydrate	33,4 g
Ballaststoffe	5,9 g
Cholesterin	62 mg
Broteinheiten	2,8

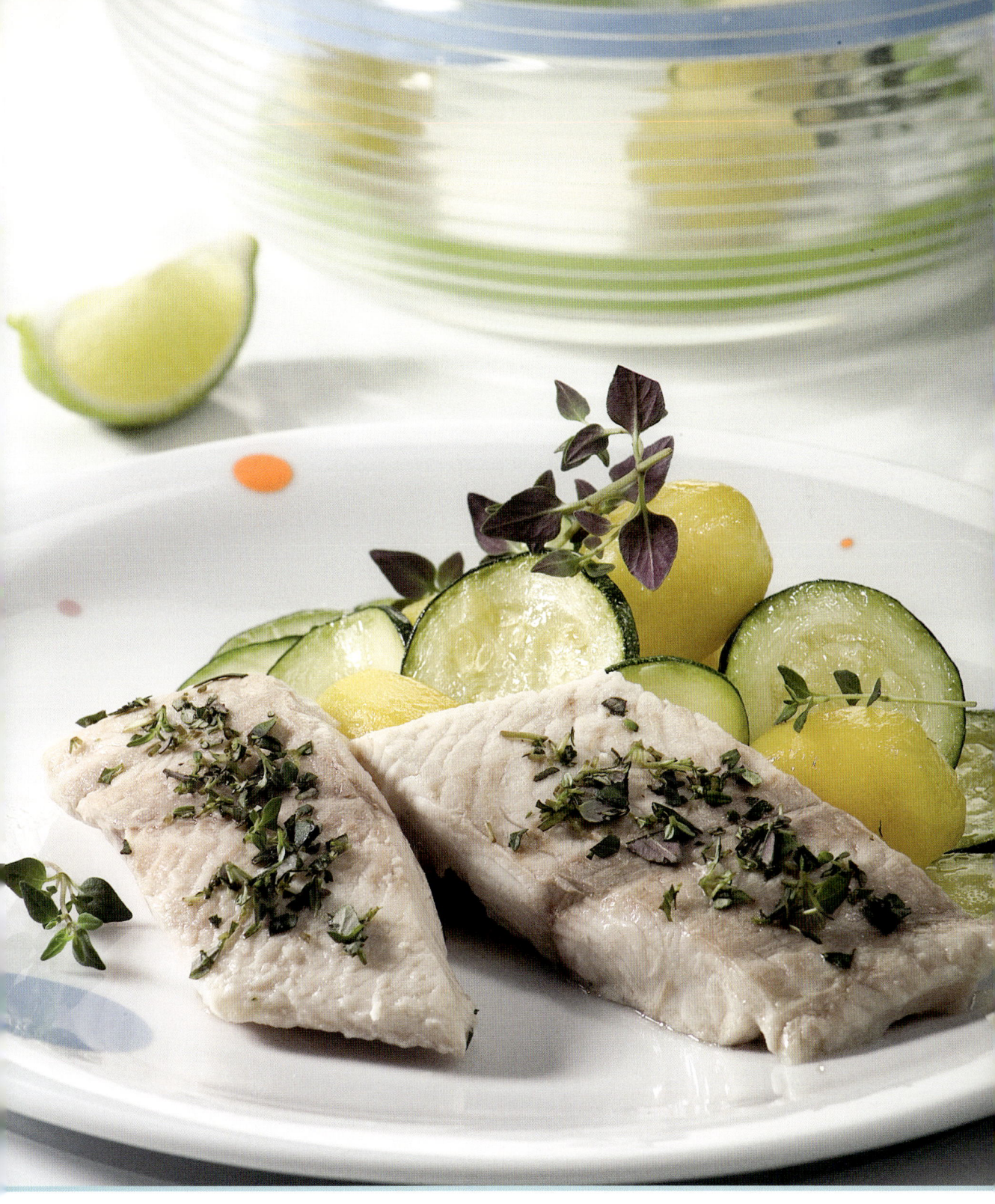

Seeteufelfilet mit Gemüse und Vollkornnudeln

2 PORTIONEN

2 Seeteufelfilets (à 150 g)
Salz, Zitronensaft
Pfeffer

100 g Karotten
100 g Zucchini
100 g Gelbe Rüben
Salz, Pfeffer

100 g Dinkelnudeln
2 EL Basilikum

ZUBEREITUNG:

Seeteufelfilets salzen und mit Zitronensaft beträufeln. Beidseitig in einer beschichteten Pfanne kurz anbraten, pfeffern und im Backrohr bei 170 °C ca. 5 bis 6 Minuten fertig garen.

Gemüse kleinwürfelig schneiden oder Perlen ausstechen und knackig dünsten, salzen und pfeffern.

Nudeln laut Packungsanweisung in reichlich Wasser kochen, abseihen und mit dem gehackten Basilikum bestreuen.

Seeteufelfilets gemeinsam mit Gemüse und Nudeln anrichten.

Nährwerte pro Portion:

kcal	310
Eiweiß	31 g
Fett	4 g
Kohlenhydrate	36 g
Ballaststoffe	10 g
Cholesterin	38 mg
Broteinheiten	3

TIPP

Statt Seeteufelfilet können Sie auch Kabeljau, Scholle oder Zander verwenden.

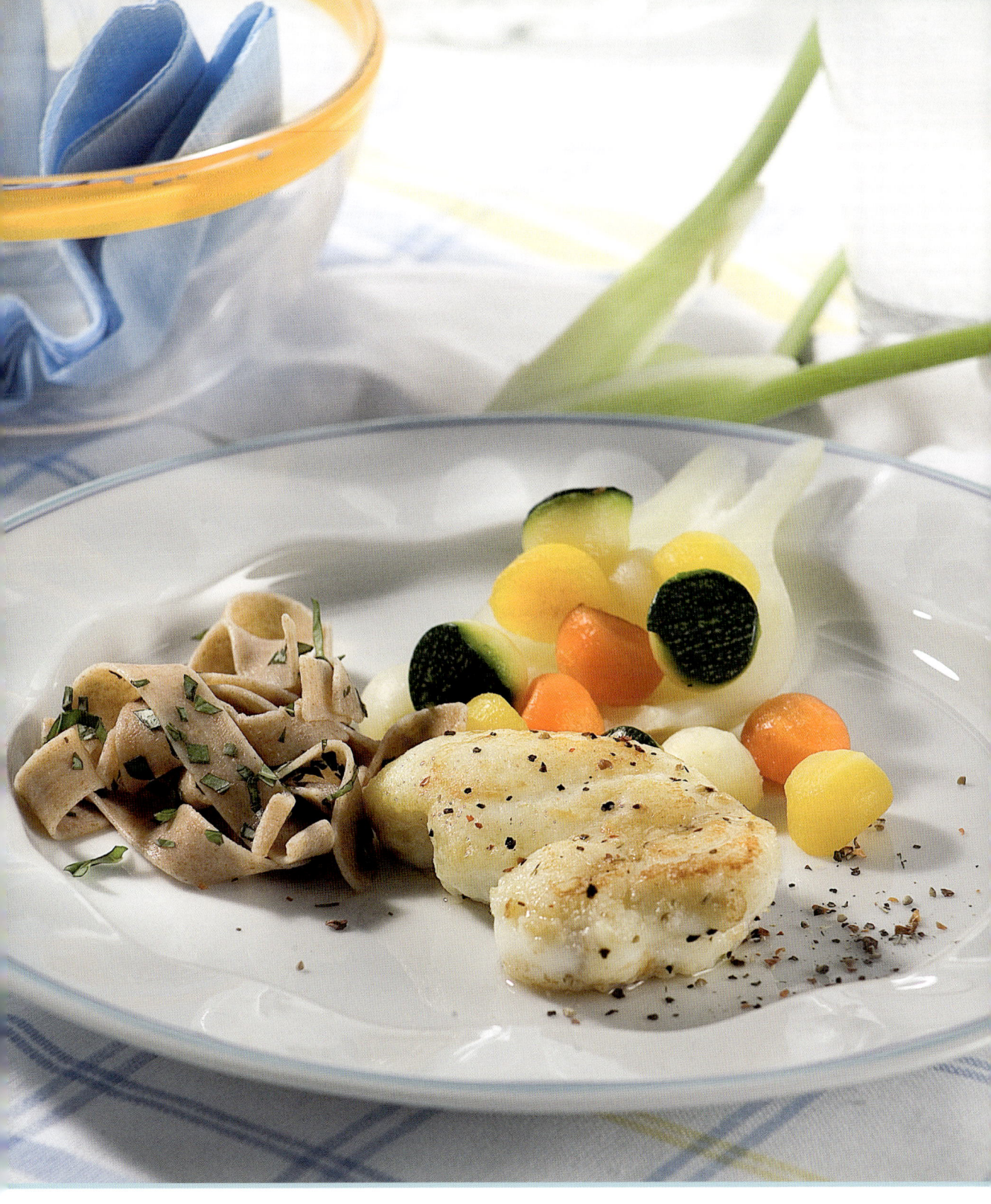

Lauwarmer Lachs
mit mariniertem Gemüse

2 PORTIONEN

1 Zucchini
1 Tomate

1 EL Balsamicoessig
1 TL Kürbiskernöl
Salz, Pfeffer

2 gebeizte Lachsfilets (à 150 g)
Salz, Pfeffer

ZUBEREITUNG:

Zucchini in ganz feine Scheiben schneiden, Tomate enthäuten, entkernen und in Würfel schneiden. Beides auf einen Teller geben und mit der Marinade aus Essig, Öl, Salz und Pfeffer beträufeln.

Lachsfilets würzen, in eine beschichtete Pfanne legen und im Backrohr bei 160 °C fünf Minuten schmoren lassen.

Warme Lachsfilets auf den Tomaten-Zucchini-Salat legen.

Nährwerte pro Portion:

kcal	320
Eiweiß	33 g
Fett	19 g
Kohlenhydrate	4 g
Ballaststoffe	2 g
Cholesterin	99 mg
Broteinheiten	0

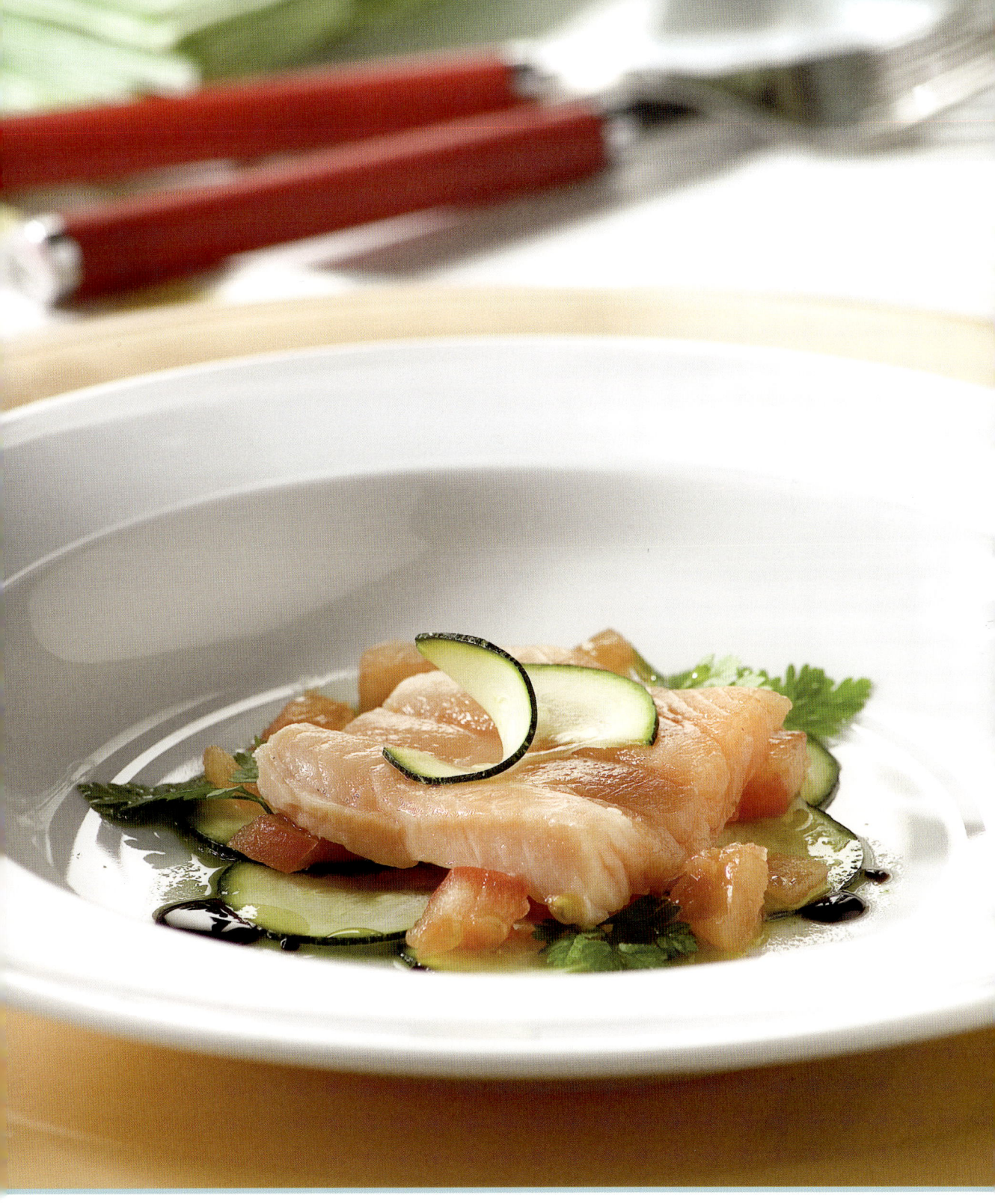

Penne mit Tomaten, Sardellen und Kapern

2 PORTIONEN

150 g Penne, roh

Wasser
Salz

4 Cocktailtomaten
10 Blätter Basilikum
25 g Sardellen (Konserve, abgetropft)
1 TL Olivenöl
1 EL möglichst große Kapernbeeren (Sauerkonserve)
1 Portion Tomatensugo
Salz, Pfeffer

ZUBEREITUNG:

Penne in reichlich leicht gesalzenem Wasser offen ca. 10 Minuten kochen, abseihen.

Cocktailtomaten halbieren, Basilikum in Streifen schneiden. Sardellen hacken.

Olivenöl erhitzen, Tomatenhälften darin kurz sautieren (schwenken), Sardellen, Kapern und Tomatensugo zugeben und erwärmen, mit Salz und Pfeffer abschmecken.

Penne und Basilikumstreifen untermischen, in tiefen Tellern anrichten und sofort servieren.

TIPP

Statt herkömmlicher Penne können Sie auch Vollkornteigwaren verwenden, dadurch wird das Gericht ernährungsphysiologisch noch günstiger.

Nährwerte pro Portion:

kcal	392
Eiweiß	14,4 g
Fett	8,7 g
Kohlenhydrate	62,7 g
Ballaststoffe	6,7 g
Cholesterin	2 mg
Broteinheiten	5,2

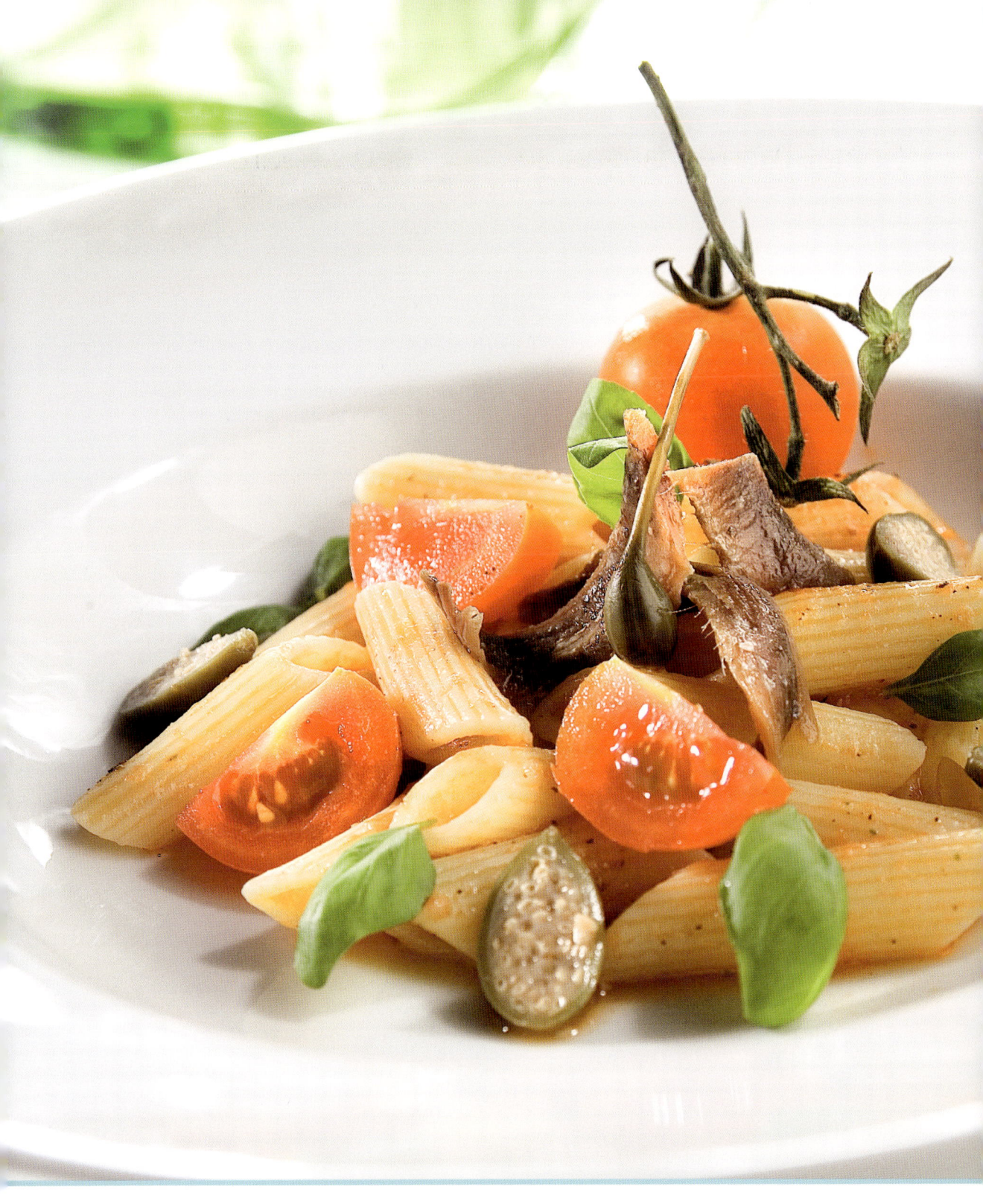

Spinat-Lachs-Lasagne

4 PORTIONEN

500 g Blattspinat, frisch oder tiefgekühlt
1 Zwiebel
1 Knoblauchzehe
1 TL Olivenöl
Wasser
Salz, Pfeffer
500 g Lachsfilet
1 EL Zitronensaft
Salz, Pfeffer
1 EL Vollkornmehl
200 ml Magermilch
Salz, Pfeffer
Muskat
9 Lasagneblätter
50 g fettarmer Mozzarella

Nährwerte pro Portion:

kcal	387
Eiweiß	35,7 g
Fett	11,7 g
Kohlenhydrate	33,2 g
Ballaststoffe	5,7 g
Cholesterin	49 mg
Broteinheiten	2,8

ZUBEREITUNG:

Backrohr auf 170 °C vorheizen.

Tiefgekühlten Blattspinat auftauen. Zwiebel und Knoblauch fein hacken, Zwiebel in Olivenöl anschwitzen. Mit einem Schuss Wasser aufgießen und 2 Minuten dünsten lassen. Mit Salz, Pfeffer und Knoblauch würzen.

Lachsfilet in dünne Scheiben schneiden, mit Zitronensaft, Salz und Pfeffer würzen.

Vollkornmehl in einem Topf trocken anschwitzen, mit Magermilch aufgießen, mit dem Schneebesen zu einer cremigen Bechamelsauce rühren, mit Salz, Pfeffer und Muskat würzen.

In eine beschichtete Auflaufform drei Lasagneblätter legen, darauf die Hälfte des Blattspinats, der Lachsscheiben und ein Drittel der Bechamelsauce verteilen, mit drei weiteren Lasagneblättern abschließen, Vorgang wiederholen. Die letzte Schicht Lasagneblätter mit Bechamelsauce bestreichen und mit geriebenem Mozzarella belegen.

Lasagne im vorgeheizten Backrohr ca. 30 Minuten backen.

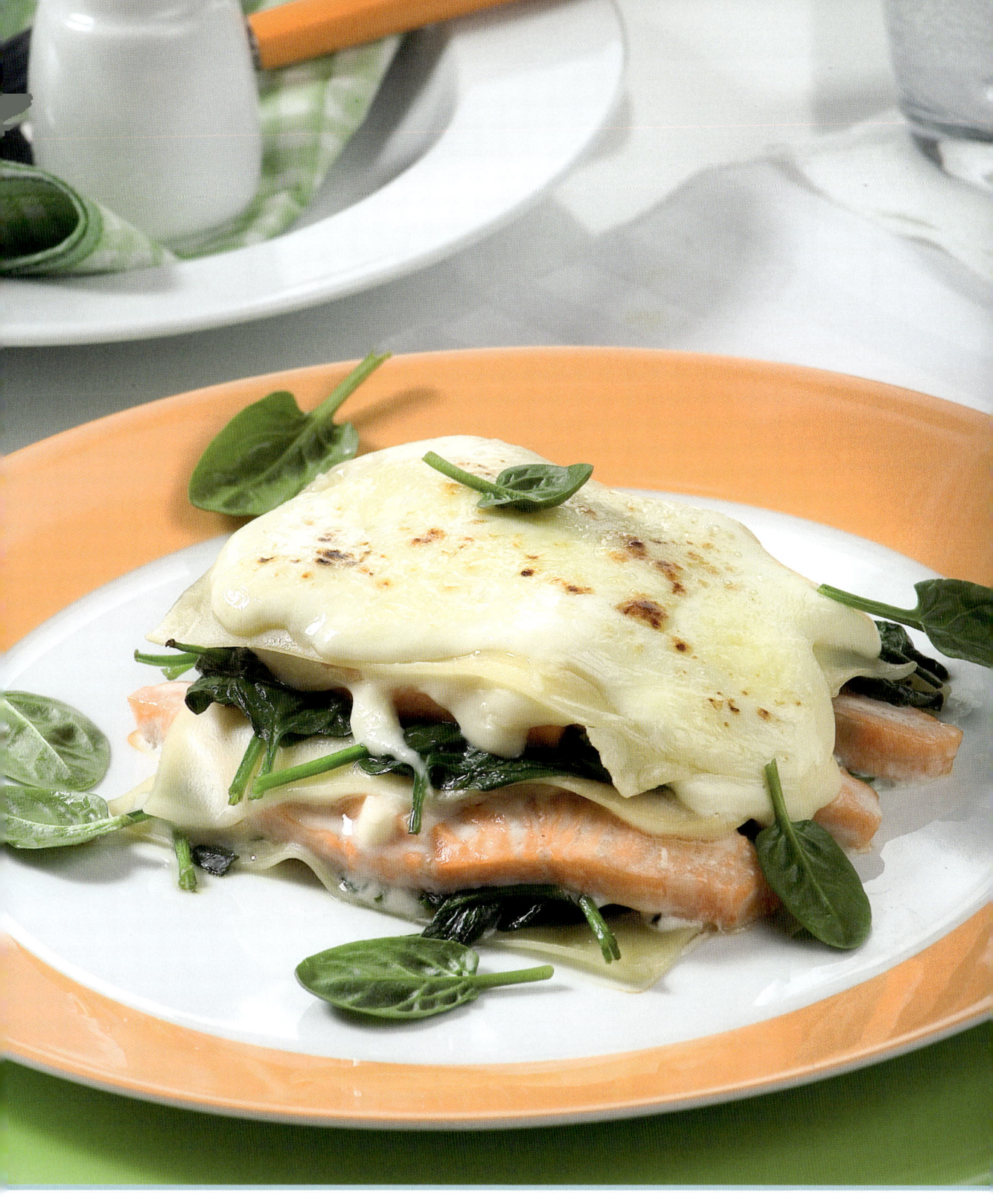

Fleischrezepte

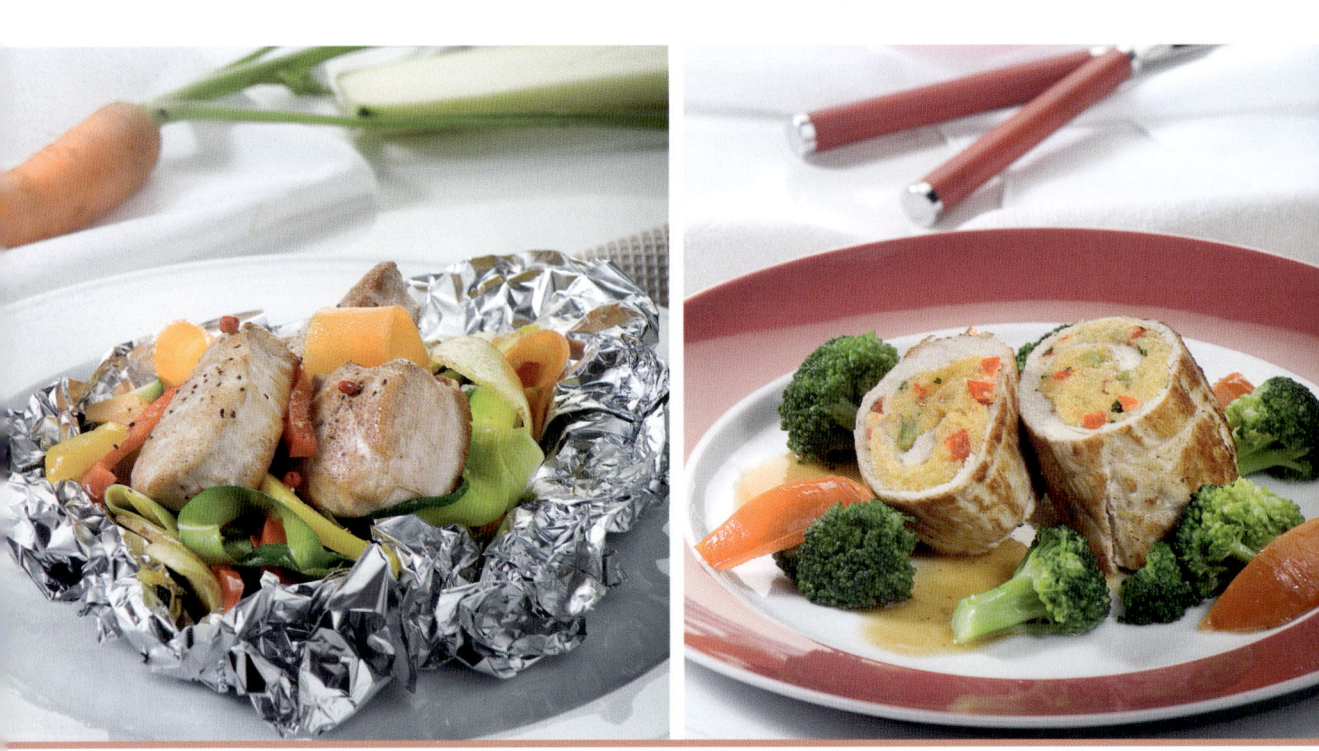

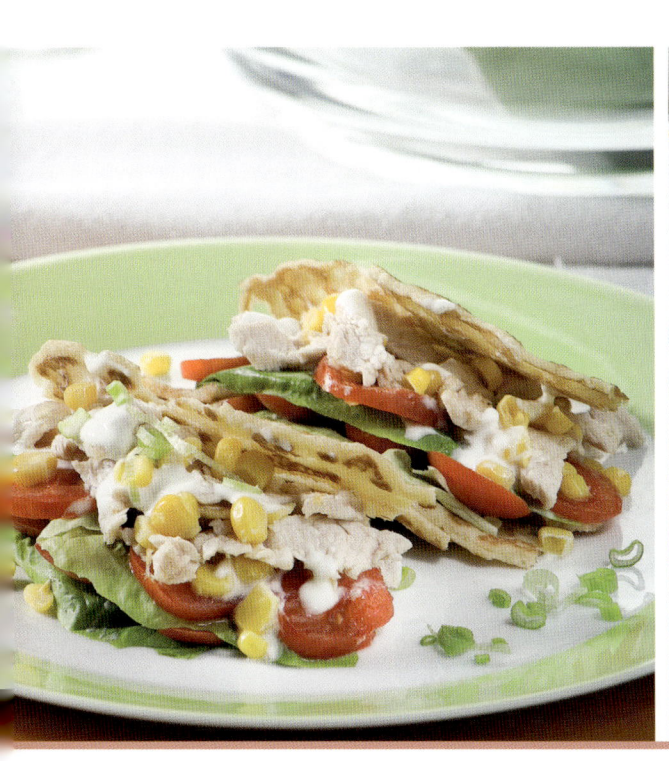

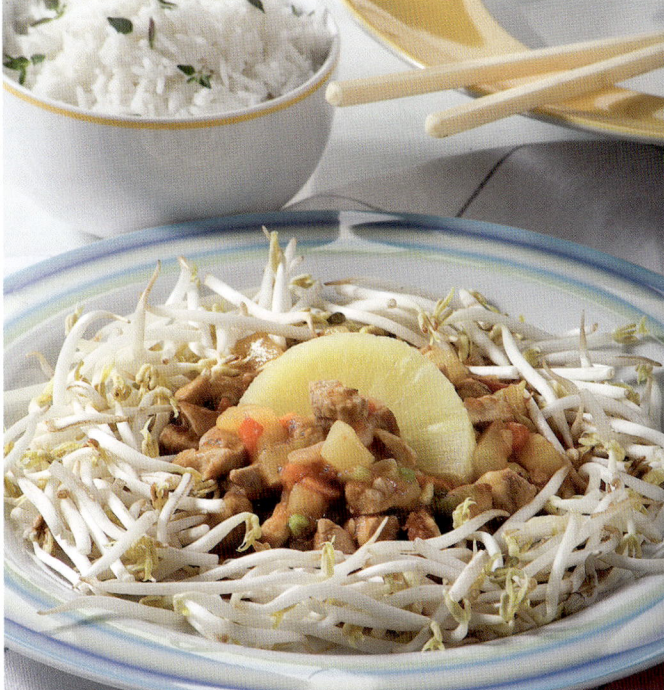

Schweinsfilet mit Gemüse in der Folie

Folie

2 PORTIONEN

2 Karotten
4 Kartoffeln, festkochend
1 Zucchini (ca. 200 g)
1/2 grüner Paprika
1/2 roter Paprika
172 gelber Paprika
200 g Schweinslungenbraten
Salz, Pfeffer
2 EL gehackte Petersilie
2 TL Olivenöl
Alufolie

ZUBEREITUNG:

Backrohr auf 180 °C vorheizen.

Karotten und Kartoffeln waschen, abbürsten, nicht schälen. Mit dem Sparschäler der Länge nach in feine Streifen hobeln. Zucchini ebenfalls mit dem Sparschäler der Länge nach in feine Streifen hobeln. Paprika in feine Streifen schneiden.

Schweinslungenbraten in sechs Medaillons schneiden, salzen und pfeffern.

Zwei große Stück Alufolie auflegen. Gemüse und Schweinsmedaillons darauf verteilen, mit Salz und Pfeffer würzen, mit gehackter Petersilie bestreuen und mit je 1 TL Olivenöl beträufeln.

Alufolie zu dichten Päckchen verschließen, im vorgeheizten Backrohr ca. 20 Minuten garen.

Inhalt der Päckchen entweder auf Tellern verteilen oder ganze Päckchen auf Teller legen und diese erst bei Tisch öffnen.

Nährwerte pro Portion:

kcal	329
Eiweiß	28,5 g
Fett	9,1 g
Kohlenhydrate	31,6 g
Ballaststoffe	11,2 g
Cholesterin	70 mg
Broteinheiten	2,6

TIPP

Zu diesem Gericht passt Blattsalat.

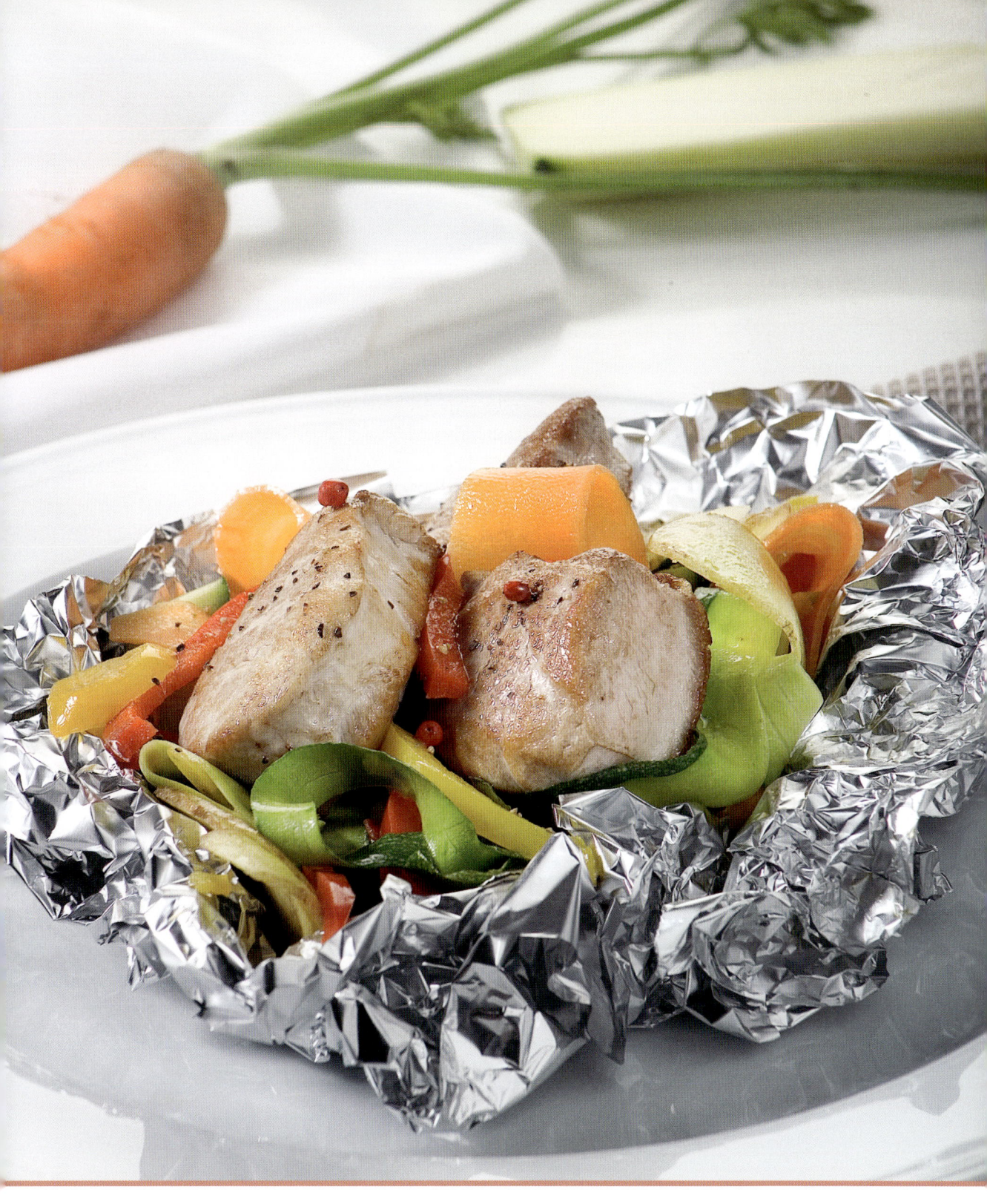

Schweinsfilet im Knödelmantel auf Röstgemüse

4 PORTIONEN

Knödelmantel:

250 ml Magermilch

1 Ei

150 g Semmelwürfel

60 g Dinkelvollkornmehl

Salz, Pfeffer

Muskat

gehackte Petersilie

Schweinsfilet:

400 g Schweinslungenbraten

Salz, Pfeffer

1 EL Rapsöl

Röstgemüse:

1 Zucchini

2 Karotten

1 Stange Lauch

1 EL Rapsöl

Salz, Pfeffer

Alufolie

Nährwerte pro Portion:

kcal	394
Eiweiß	33,8 g
Fett	10,1 g
Kohlenhydrate	41,1 g
Ballaststoffe	5,3 g
Cholesterin	130 mg
Broteinheiten	3,4

ZUBEREITUNG:

Backrohr auf 180 °C vorheizen.

Für die Knödelmasse Magermilch mit Ei versprudeln. Semmelwürfel in eine Schüssel geben, mit dem Milch-Ei-Gemisch übergießen. Vollkornmehl untermischen, mit Salz, Pfeffer, Muskat und gehackter Petersilie würzen. Masse ca. 10 Minuten rasten lassen.

Inzwischen Schweinslungenbraten im Ganzen mit Salz und Pfeffer würzen und in Rapsöl von allen Seiten scharf anbraten, vom Herd nehmen und überkühlen lassen.

Alufolie auflegen und Knödelmasse gleichmäßig rechteckig darauf verteilen. Schweinsfilet auf die Knödelmasse legen und in die Masse einwickeln, sodass die Knödelschicht um das Fleisch überall gleich dick ist. Alufolie verschließen.

Das Paket auf ein Backblech oder in eine große Auflaufform legen und im vorgeheizten Rohr ca. 40 Minuten braten.

Zucchini und Karotten fein schneiden. Lauch in feine Ringe schneiden. In einer großen Pfanne oder im Wok das Gemüse in Rapsöl unter ständigem Rühren ca. 5 Minuten rösten, mit Salz und Pfeffer würzen.

Schweinsfilet im Knödelmantel aus der Alufolie auspacken, in Scheiben schneiden. Diese auf Röstgemüse anrichten und servieren.

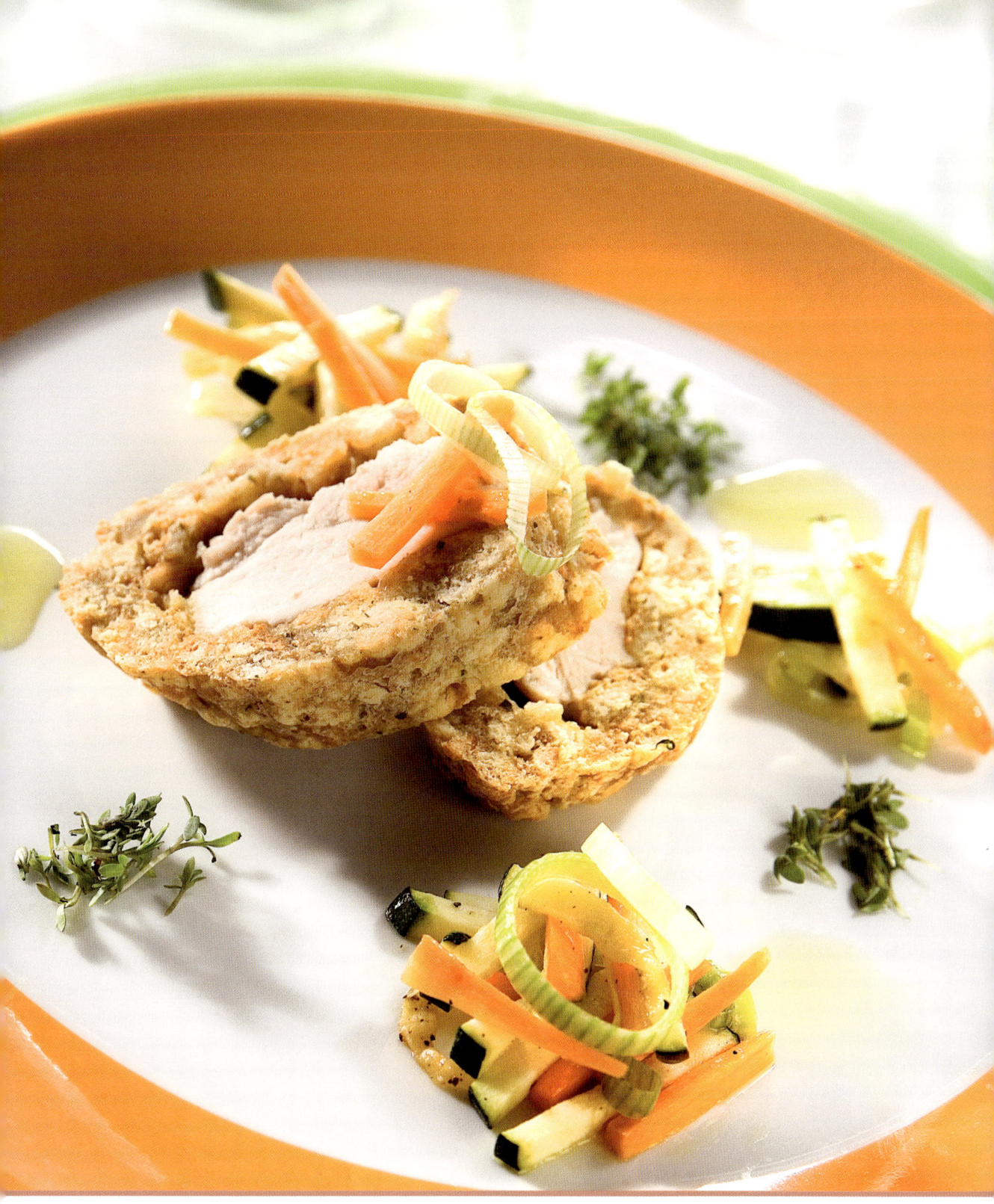

Curry-Geschnetzeltes mit Reis

2 PORTIONEN

100 g Basmatireis
250 ml Wasser
Salz

200 g Putenbrust
1/2 Zwiebel
1/2 Knoblauchzehe
1 TL Olivenöl
1 EL Curry
150 ml Gemüsebrühe
200 ml Kokosmilch (aus der Dose)
250 g Brokkoli, tiefgekühlt
250 g Karfiol (Blumenkohl), tiefgekühlt
Salz, Pfeffer

ZUBEREITUNG:

Reis in leicht gesalzenem, heißem Wasser zugedeckt ca. 12 Minuten dünsten.

Putenbrust in feine Streifen schneiden. Zwiebel und Knoblauch feinwürfelig schneiden.

In einer Pfanne Öl erhitzen und Putenstreifen anbraten. Fleisch herausnehmen und Zwiebel und Knoblauch andünsten lassen. Mit Curry bestauben und mit Gemüsebrühe und Kokosmilch aufgießen. Kurz aufkochen lassen, Brokkoli- und Karfiolröschen zufügen und zugedeckt 10 Minuten leicht kochen lassen.

Fleisch wieder zum Gemüse geben, mit Salz und Pfeffer würzen und nochmals kurz durchgaren lassen.

Curry-Geschnetzeltes auf Tellern anrichten und Reis separat reichen.

Nährwerte pro Portion:

kcal	395
Eiweiß	35,7 g
Fett	4,9 g
Kohlenhydrate	50,4 g
Ballaststoffe	8,9 g
Cholesterin	60 mg
Broteinheiten	4,2

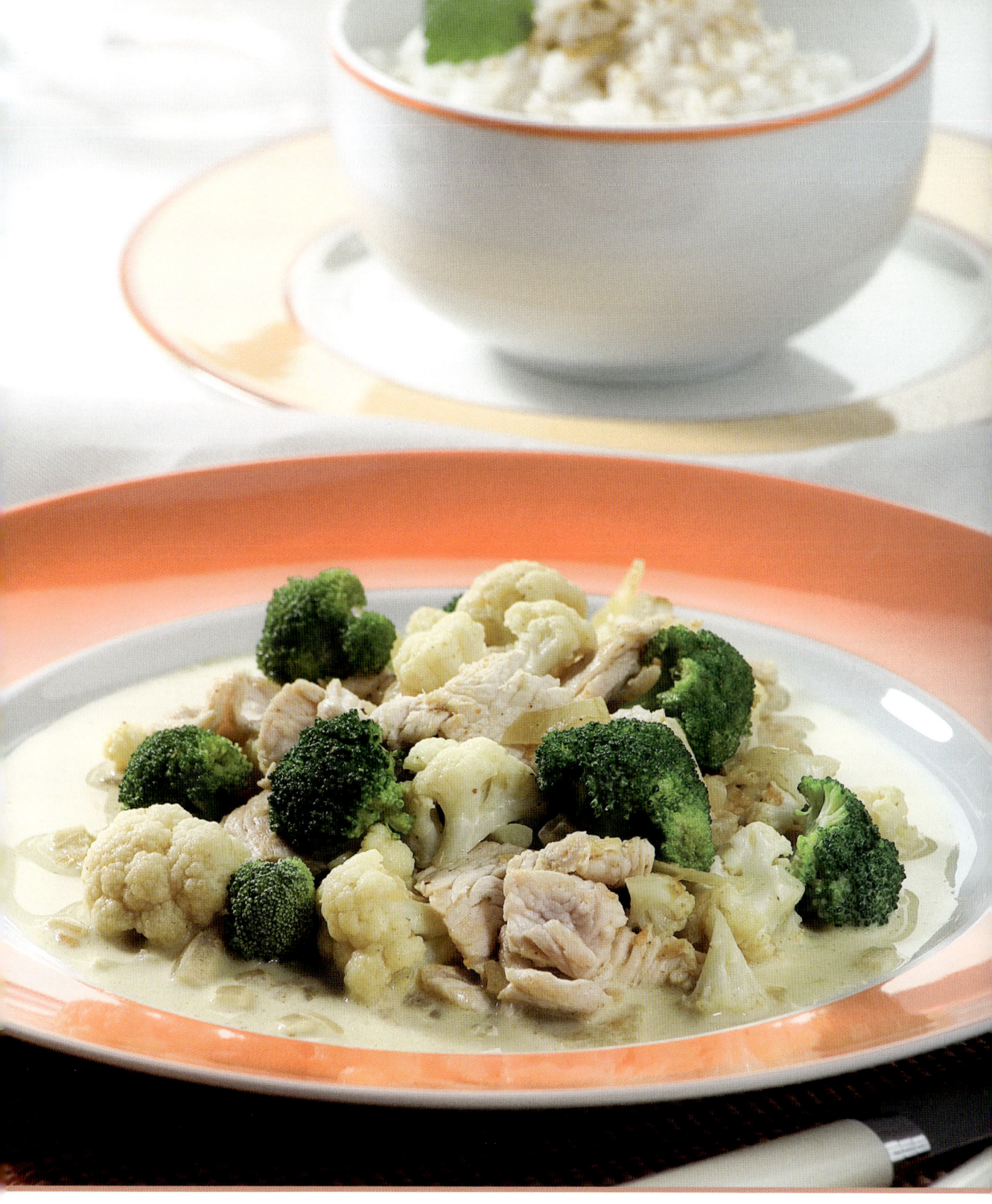

Zitronen-Huhn mit Zucchini

Römertopf®

2 PORTIONEN

1 unbehandelte Zitrone
2 EL Sojasauce
Salz, Pfeffer
2 Hühnerbrüste (à 125 g)
1 walnussgroßes Stück Ingwer
150 ml Hühner- oder Gemüse-brühe
1 TL Zucker
1 TL Sesamöl
2 Zucchini (à 200 g)
100 g Dinkelreis
250 ml Wasser
Salz
evtl. 1 TL Stärkemehl

Nährwerte pro Portion:

kcal	400
Eiweiß	38,9 g
Fett	5,8 g
Kohlenhydrate	44,3 g
Ballaststoffe	7,5 g
Cholesterin	83 mg
Broteinheiten	3,7

ZUBEREITUNG:

Von der Zitrone die Schale abreiben. 1/2 TL Zitronen-schale mit 1 EL Sojasauce, etwas Salz und Pfeffer vermischen, die Hühnerbrüste damit einreiben und zugedeckt im Kühlschrank ca. 30 Minuten ziehen lassen.

Römertopf® mindestens 15 Minuten wässern.

Ingwer schälen und feinwürfelig schneiden oder reiben. Zitrone auspressen. Ingwer, Zitronensaft, Brühe, 1 EL Sojasauce, Zucker und Sesamöl vermischen.

Hühnerbrüste in den Römertopf® legen, mit der Zitronensaftmischung aufgießen und mit dem Deckel abdecken. Ins kalte Backrohr stellen, auf 200 °C aufheizen und nach Erreichen der Temperatur die Hühnerbrüste ca. 30 Minuten schmoren lassen.

Inzwischen Zucchini in zentimeterdicke Scheiben schneiden.

Nach 30 Minuten Garzeit Zucchinistücke zu den Hühnerbrüsten in den Römertopf® legen und weitere 30 Minuten bei 180 °C schmoren.

Inzwischen Dinkelreis in leicht gesalzenem, heißem Wasser zugedeckt ca. 15 Minuten dünsten.

Hühnerbrüste, Zucchini und Dinkelreis auf Tellern anrichten. Sauce evtl. mit Stärkemehl binden und über die Hühnerbrüste gießen.

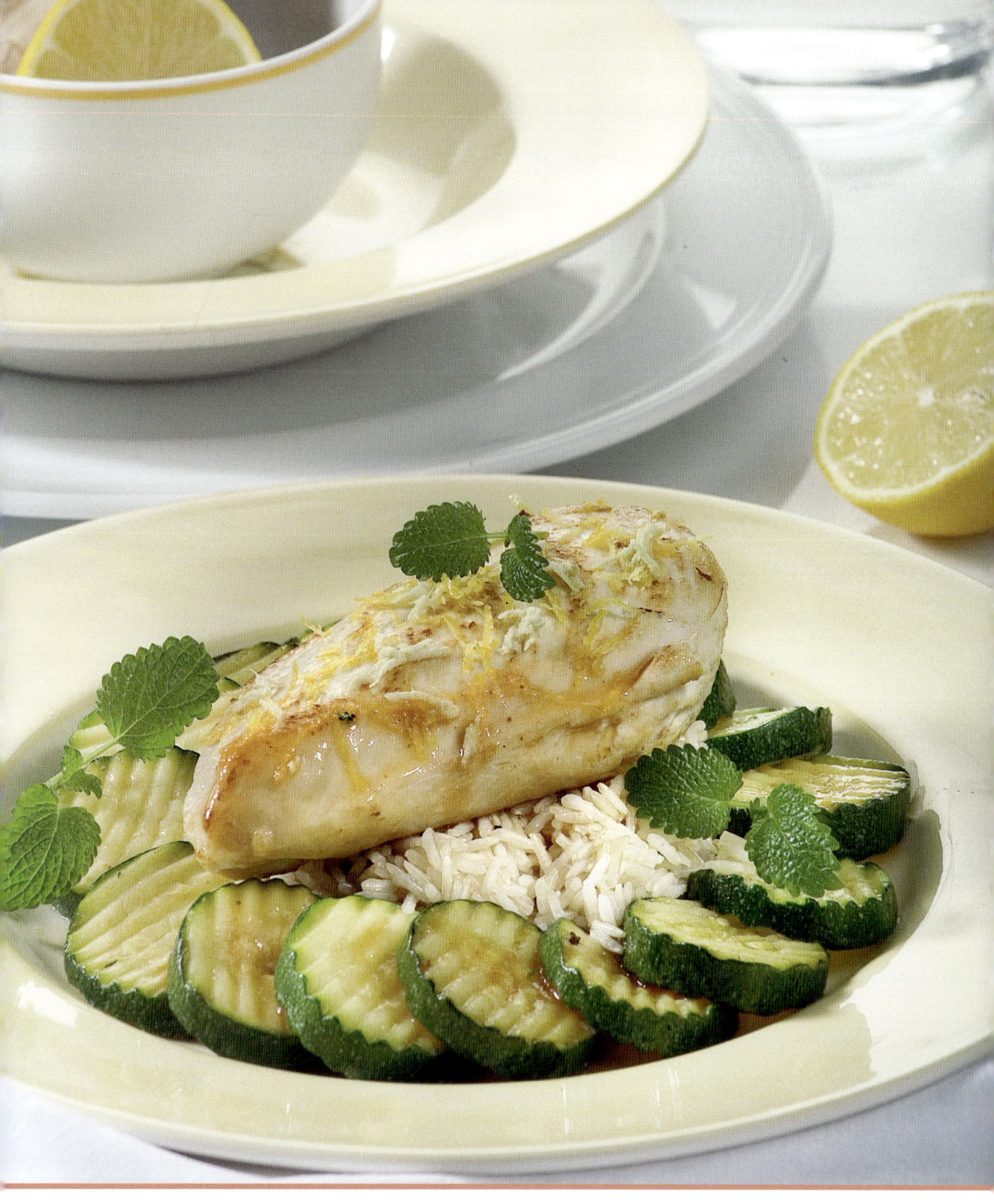

Putenroulade mit Polenta-Paprika-Füllung

Römertopf®

2 PORTIONEN

100 ml Magermilch

Salz

60 g Polenta (Maisgrieß)

1/2 roter Paprika

1/2 grüner Paprika

Petersilie

2 Putenschnitzel (à ca. 120 g)

Salz, Pfeffer

1 TL Rapsöl

300 g Brokkoli

Küchengarn

Nährwerte pro Portion:

kcal	331
Eiweiß	39,0 g
Fett	5,1 g
Kohlenhydrate	30,8 g
Ballaststoffe	8,6 g
Cholesterin	72 mg
Broteinheiten	2,6

ZUBEREITUNG:

Römertopf® mindestens 15 Minuten wässern.

Milch aufkochen lassen und salzen. Polenta unter ständigem Rühren einrieseln lassen und zu einem dicken Brei einkochen, vom Herd nehmen und ausquellen lassen.

Paprika kleinwürfelig schneiden, Petersilie hacken. Paprikawürfel und gehackte Petersilie unter die Polentamasse mischen.

Putenschnitzel mit Salz und Pfeffer würzen. Zwei Drittel der Schnitzel mit Polentamasse belegen, einrollen und mit dem Küchengarn fixieren.

In einer Pfanne Rapsöl erhitzen und die Rouladen von allen Seiten scharf anbraten. Aus der Pfanne nehmen und in den Römertopf® setzen. Den Bratenrückstand mit wenig Wasser aufgießen und über die Rouladen gießen. Römertopf® verschließen, ins kalte Rohr stellen, auf 200 °C aufheizen und nach Erreichen der Temperatur die Rouladen ca. 45 Minuten garen.

Inzwischen Brokkoli in wenig Wasser dünsten, mit Salz und Pfeffer würzen.

Rouladen aus dem Römertopf® nehmen, Küchengarn entfernen und quer aufschneiden. Die Rouladen-stücke auf Tellern mit dem Brokkoli anrichten und mit dem entstandenen Saft übergießen.

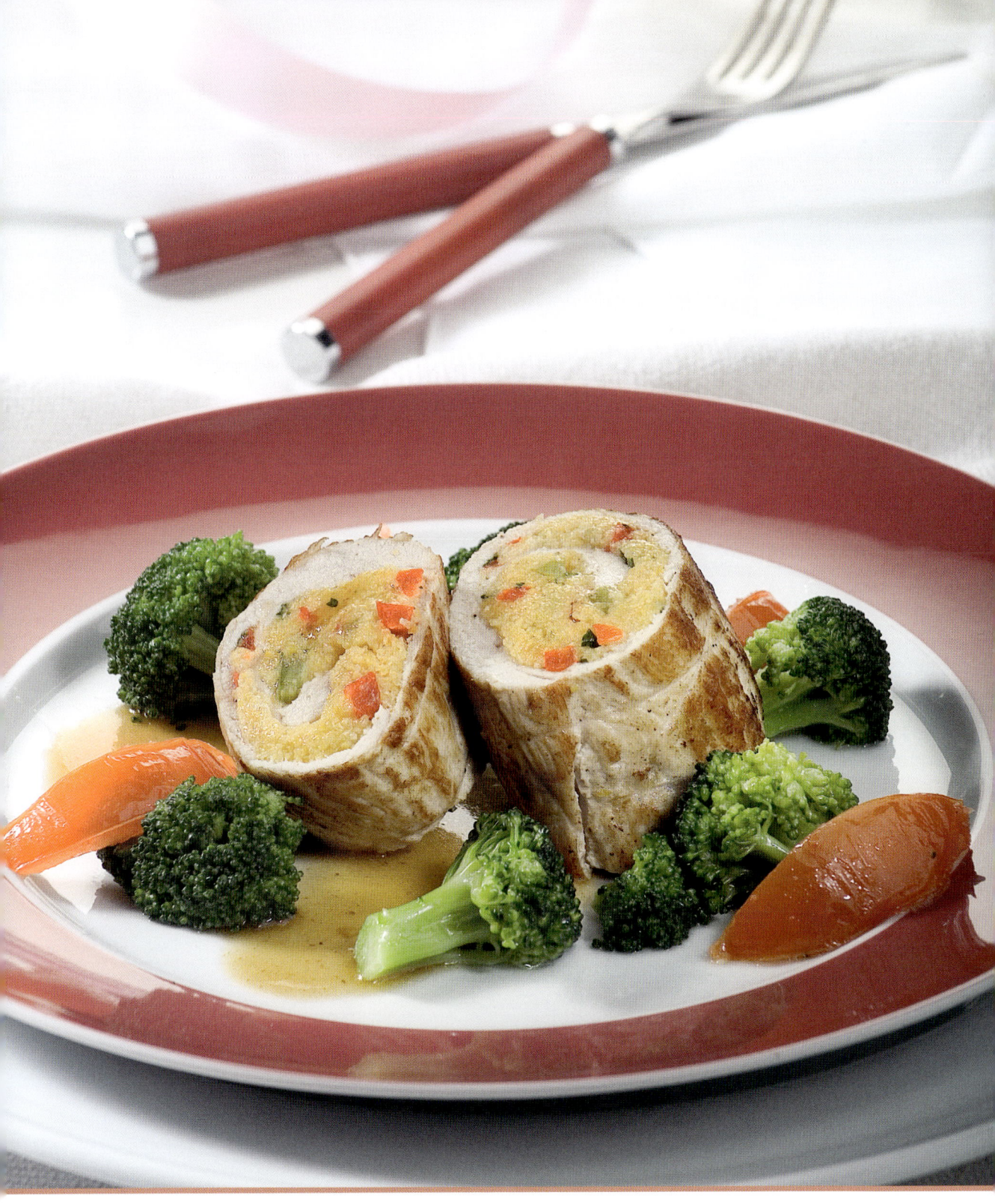

Kartoffel-Fisolen-Gulasch mit Räuchertofu

2 PORTIONEN

100 g Magerjogurt

300 g Kartoffeln, festkochend

500 ml Gemüsebrühe

1 Pkg. Fisolen (grüne Bohnen), tiefgekühlt (300 g)

1 TL Paprikapulver

Majoran

Salz, Pfeffer

1 EL Essig

150 g Räuchertofu

ZUBEREITUNG:

Magerjogurt in einem über ein Glas gestülpten Kaffeefilter abtropfen lassen.

Kartoffeln schälen und in ca. 1,5 cm große Stücke schneiden. Gemüsebrühe aufkochen lassen, Kartoffeln, tiefgekühlte Fisolen, Paprikapulver und Majoran zugeben und bei schwacher Hitze zugedeckt ca. 10 Minuten köcheln lassen. Danach mit Salz, Pfeffer und Essig abschmecken. Einige Kartoffelstücke mit einer Gabel zerdrücken und das Gulasch damit binden.

Räuchertofu in Stücke schneiden, zum Gulasch geben und heiß werden lassen, nicht mehr kochen.

In tiefen Tellern mit abgetropftem Magerjogurt garniert servieren.

Nährwerte pro Portion:

kcal	250
Eiweiß	17,5 g
Fett	5,5 g
Kohlenhydrate	30,6 g
Ballaststoffe	9,0 g
Cholesterin	2 mg
Broteinheiten	2,6

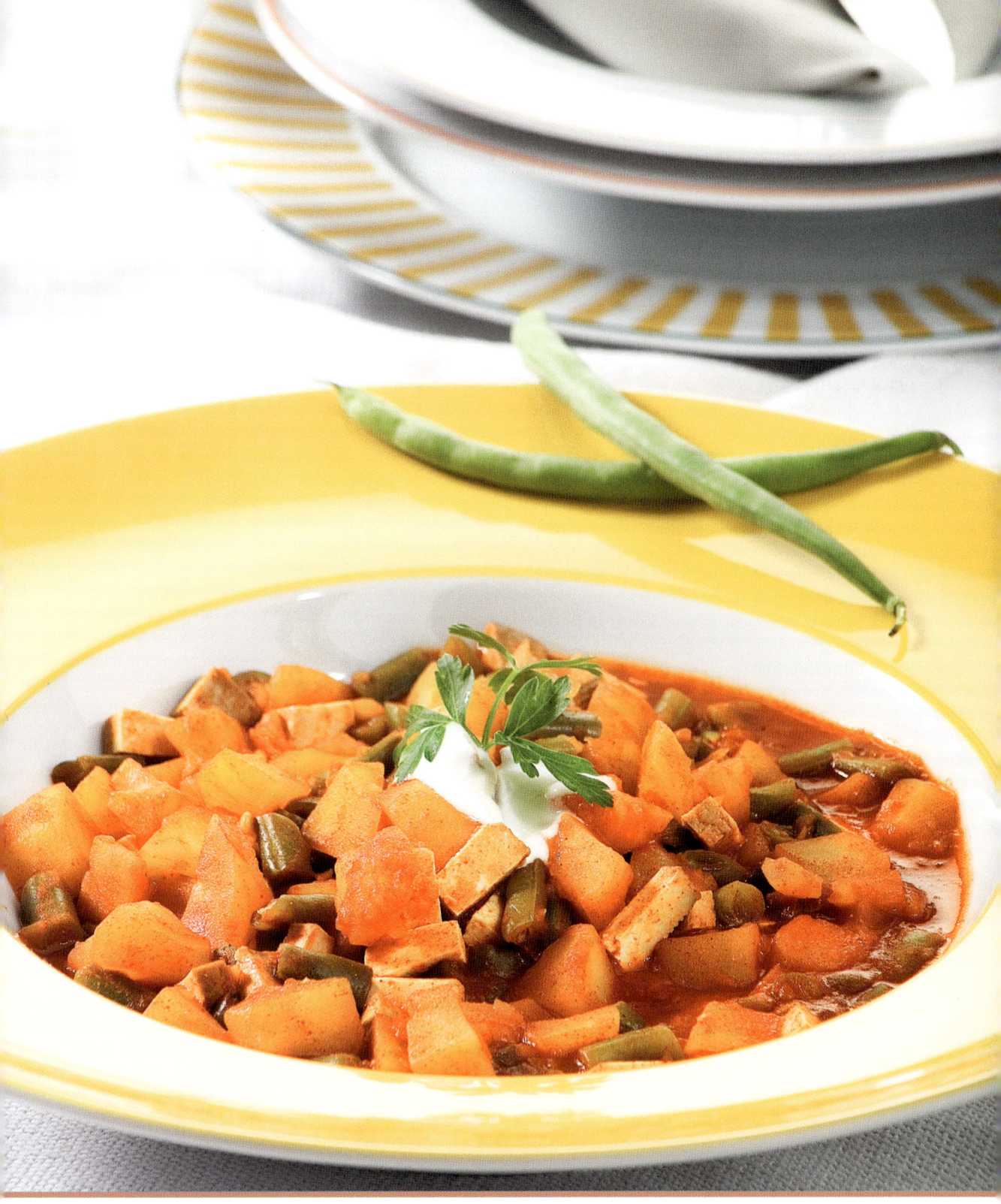

Puten-Makkaroni-Pfanne

2 PORTIONEN

3 Jungzwiebeln (Frühlings-zwiebeln)	
100 g Karfiol (Blumenkohl)	
2 kleine Tomaten	

100 g Putenbrust

Salz, Pfeffer

120 g Makkaroni

1,2 l Wasser

Salz

1 TL Olivenöl

50 ml Gemüsebrühe

gehacktes Basilikum, tiefgekühlt

20 g Bierkäse

ZUBEREITUNG:

Jungzwiebeln in Ringe schneiden, Karfiol in sehr kleine Röschen zerteilen, Tomaten in Spalten schneiden. Putenbrust in Streifen schneiden, salzen und pfeffern.

Makkaroni in leicht gesalzenes kochendes Wasser geben und ca. 8–10 Minuten bissfest kochen, abseihen.

Jungzwiebeln und Putenstreifen in Olivenöl anbraten, Karfiolröschen zugeben, mit Gemüsebrühe aufgießen und bissfest dünsten. Die abgetropften Makkaroni, die Tomaten-spalten und das gehackte Basilikum untermischen.

Auf zwei Tellern verteilen und mit geriebenem Bierkäse bestreut servieren.

Nährwerte pro Portion:

kcal	338
Eiweiß	24,2 g
Fett	5,3 g
Kohlenhydrate	47,0 g
Ballaststoffe	5,7 g
Cholesterin	32 mg
Broteinheiten	3,9

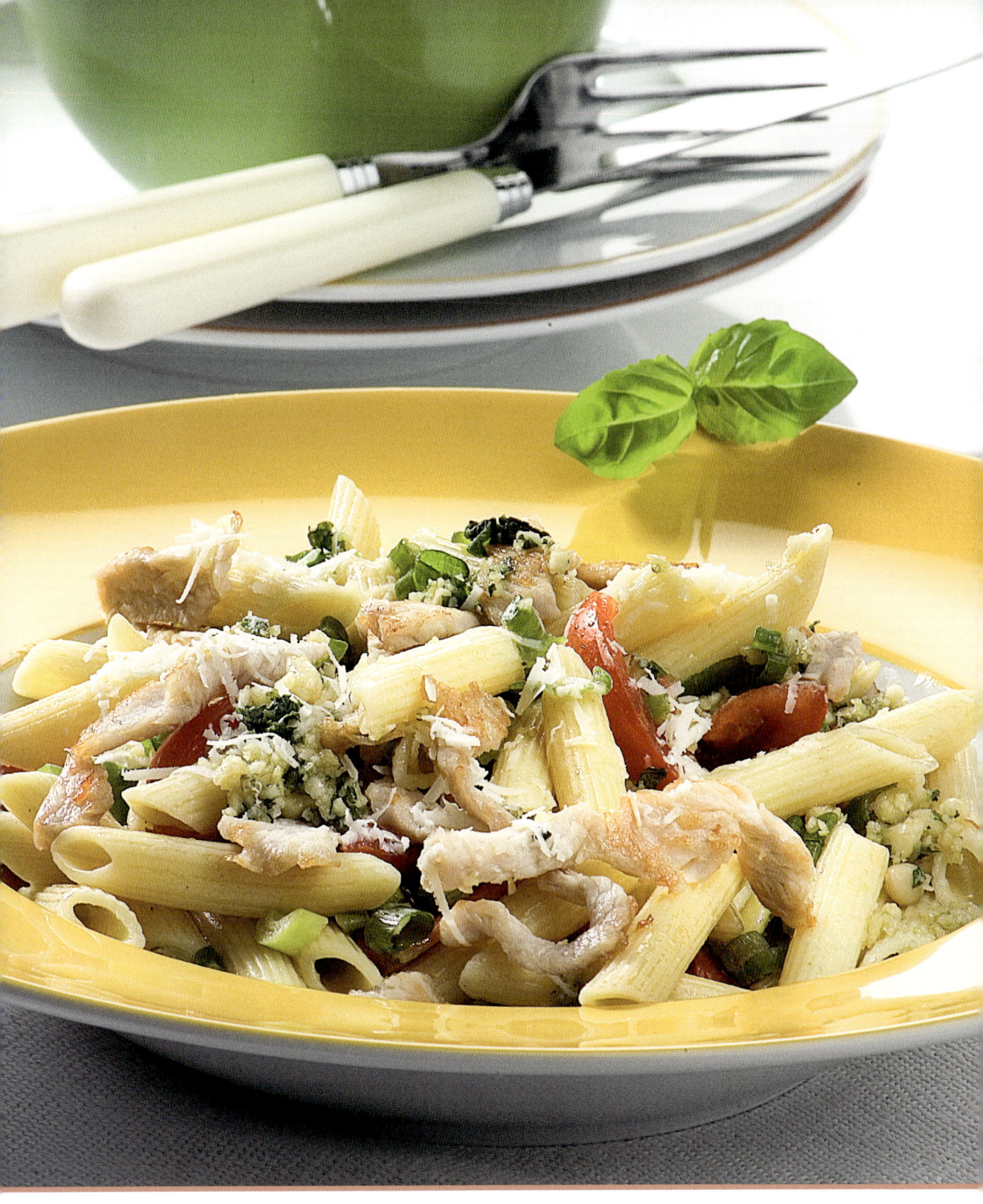

Gefüllte Tortillas mit Huhn

4 STÜCK

200 g Magerjogurt
Salz
1 Knoblauchzehe
1 Chilischote
2 Tomaten
1 Zwiebel
150 g Hühnerbrust ohne Haut
Salz, Pfeffer
1 TL Olivenöl
4 kleine Tortillas (Maisfladen, Fertigprodukt)
4 große Salatblätter
70 g Gemüsemais (aus der Dose)

ZUBEREITUNG:

Magerjogurt in einem über ein Glas gestülpten Kaffeefilter ca. 15 Minuten abtropfen lassen. Danach mit Salz, zerdrückter Knoblauchzehe und etwas klein geschnittener Chili würzen.

Tomaten in Stücke, Zwiebel in feine Ringe schneiden.

Hühnerbrust in kleine Stücke schneiden, salzen, pfeffern und in etwas Olivenöl scharf anbraten. Vom Herd nehmen.

Tortillas in einer beschichteten Pfanne ohne Öl einzeln erwärmen.

Jede Flade mit einem Salatblatt belegen. Etwas Hühnerfleisch, Tomatenstücke, Zwiebelringe und Gemüsemais darauf verteilen. Mit Jogurtsauce beträufeln und zusammenlegen.

Sofort servieren.

Nährwerte pro Stück:

kcal	200
Eiweiß	14,2 g
Fett	3,2 g
Kohlenhydrate	27,6 g
Ballaststoffe	2,4 g
Cholesterin	26 mg
Broteinheiten	2,3

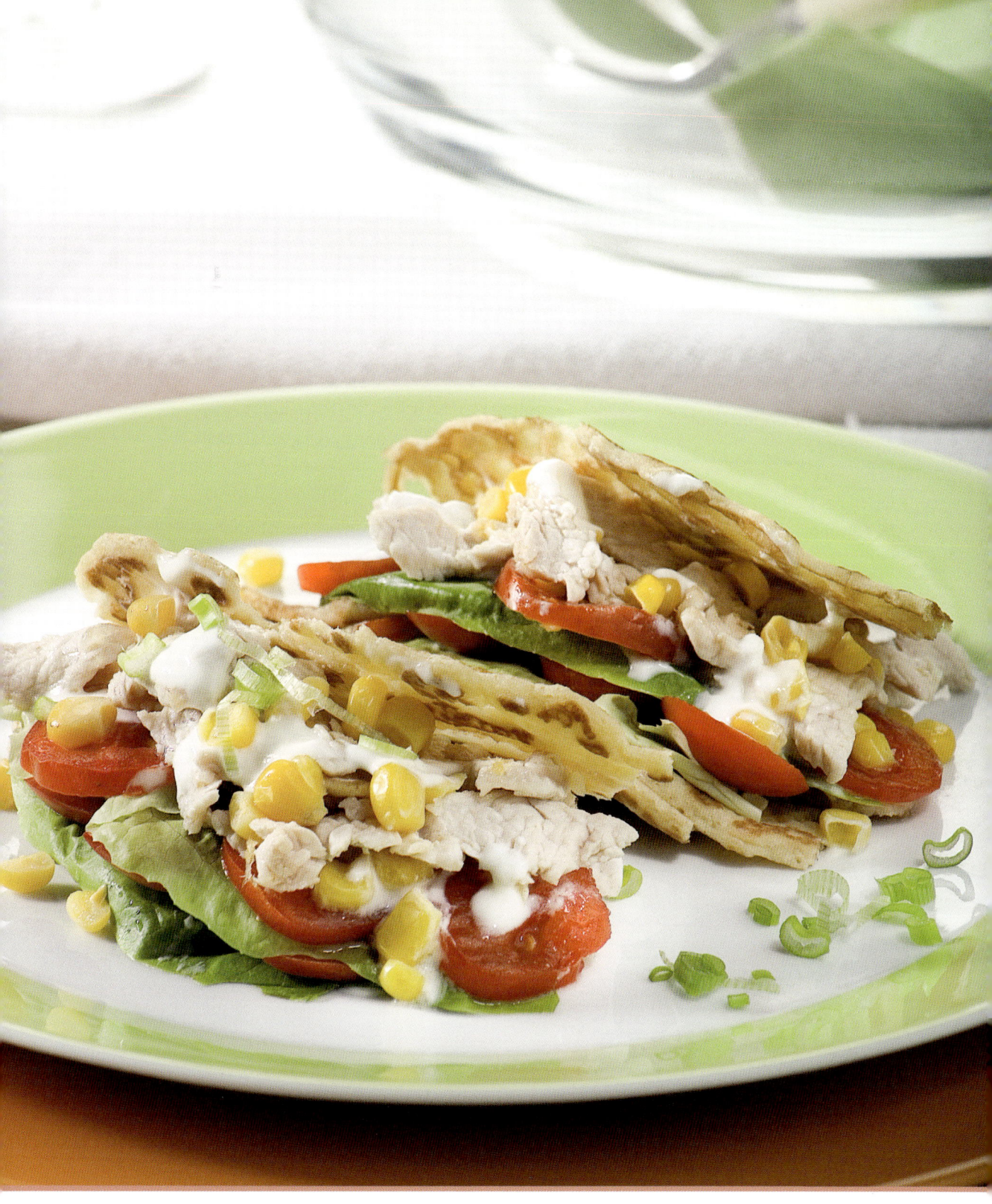

Hühnerkeule in Müslipanade mit Gemüse

2 PORTIONEN

20 g Cornflakes

20 g Haferflocken

10 g Sonnenblumenkerne

2 Hühnerkeulen ohne Haut

Salz, Pfeffer

Mehl

1 Ei

1 EL Olivenöl

Gemüse:

200 g grüner Spargel

100 g roter Paprika

100 g Lauch

100 g Karotten

Salz, Pfeffer

1 EL Sojasauce

1 EL frische Sprossen

Cornflakes, Haferflocken und Sonnenblumenkerne vermischen und mit einem Messer grob hacken.

Hühnerkeulen salzen, pfeffern und mit der Oberseite ins Mehl tauchen. Ei verschlagen, Hühnerkeulen darin durchziehen, anschließend in die Müslimischung legen und auf beiden Seiten im heißen Öl in einer feuerfesten Pfanne je 2 Minuten in heißem Öl anbraten. Pfanne ins Backrohr bei 180 °C geben und ca. 5 bis 10 Minuten fertig garen lassen.

Gemüse in feine Streifen schneiden und in einem beschichteten Wok kurz anbraten. Mit Salz und Pfeffer würzen und mit Sojasauce ablöschen.

Gemüse auf einem Teller anrichten, mit Sprossen bestreuen und die Hühnerkeule darauf legen.

Nährwerte pro Portion:	
kcal	230
Eiweiß	9 g
Fett	11 g
Kohlenhydrate	24 g
Ballaststoffe	7 g
Cholesterin	59 mg
Broteinheiten	2

TIPP

Für die Panade können Sie auch fertige Müslimischungen verwenden.

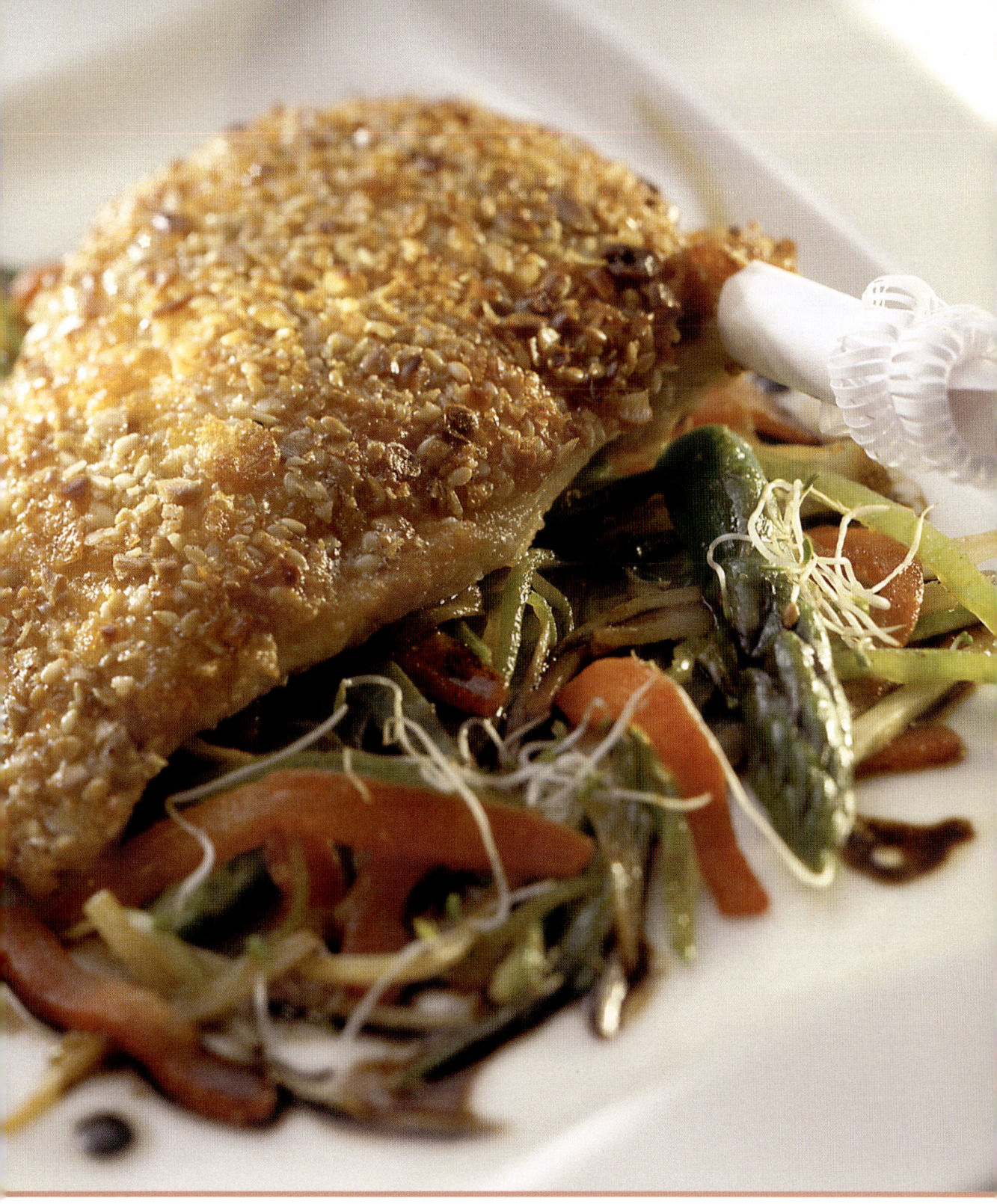

Süßsaures Schweinefleisch mit Basmatireis

2 PORTIONEN

100 g Basmatireis

250 ml Wasser

Salz

---

100 g Ananasstücke
(aus der Dose)

1 Bund Jungzwiebeln (Frühlings-
zwiebeln)

150 g Schweinsfilet

Salz, Pfeffer

1 TL Sesamöl

100 g gewürfelte Tomaten
(aus der Dose)

50 ml Gemüsebrühe

2 EL Sojasauce

Tabasco

1 TL Stärkemehl

Wasser

100 g Sojasprossen
(frisch oder aus dem Glas)

ZUBEREITUNG:

Basmatireis in leicht gesalzenem, heißem
Wasser zugedeckt ca. 12 Minuten dünsten.

Ananasstücke in ein Sieb geben und
abtropfen lassen.

Jungzwiebeln schräg in 1 cm breite Ringe
schneiden. Schweinsfilet in kleine Würfel
schneiden, mit Salz und Pfeffer würzen.

In einer Pfanne Sesamöl erhitzen,
Schweinefleisch von allen Seiten scharf
anbraten, Jungzwiebeln zugeben
und kurz mitrösten. Tomatenwürfel
beigeben, mit Gemüsebrühe aufgießen
und mit Sojasauce und etwas Tabasco
abschmecken.

Stärkemehl in wenig Wasser glatt rühren,
unter die Sauce mischen und einmal kurz
aufkochen lassen. Vom Herd nehmen,
Ananasstücke und Sojasprossen unterrühren und kurz ziehen lassen.

Mit Basmatireis servieren.

Nährwerte pro Portion:

kcal	389
Eiweiß	24,4 g
Fett	5,6 g
Kohlenhydrate	58,3 g
Ballaststoffe	3,7 g
Cholesterin	53 mg
Broteinheiten	4,9

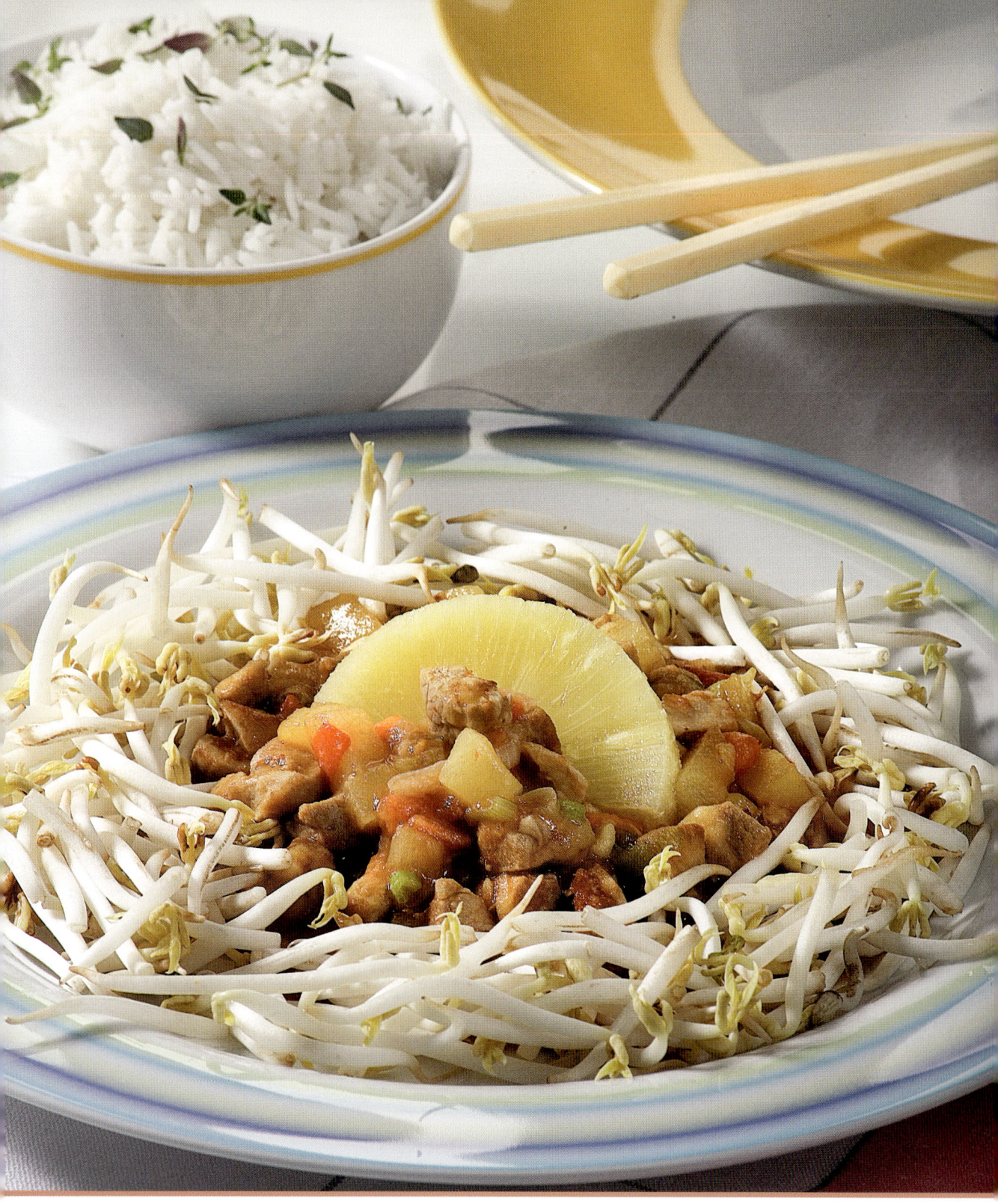

Makkaroni-Lasagne

4 PORTIONEN

1 Zwiebel

1 Knoblauchzehe

250 g Karotten

1 EL Rapsöl

200 g faschiertes Puten- oder mageres Rindfleisch

400 g geschälte Tomaten (aus der Dose)

Oregano, Basilikum

Salz, Pfeffer

250 g Makkaroni (lange röhrenförmige Nudeln)

Wasser · Salz

2 EL Vollkornmehl

300 ml Magermilch

Salz, Pfeffer

50 g fettarmer Mozzarella, gerieben

beschichtete Auflaufform

Nährwerte pro Portion:

kcal	395
Eiweiß	27,2 g
Fett	5,5 g
Kohlenhydrate	57,7 g
Ballaststoffe	7 g
Cholesterin	36 mg
Broteinheiten	4,8

ZUBEREITUNG:

Backrohr auf 180 °C vorheizen.

Zwiebel fein hacken, Knoblauch zerdrücken, Karotten grob raspeln. Alles in Rapsöl kurz anschwitzen, Faschiertes zugeben und mitrösten. Tomaten passieren, die Fleischmischung damit aufgießen, mit Oregano, Basilikum, Salz und Pfeffer würzen und zugedeckt auf kleiner Flamme ca. 10 Minuten dünsten lassen.

Inzwischen die Makkaroni in kochendem, leicht gesalzenem Wasser offen ca. 10 Minuten garen.

Für die Sauce Vollkornmehl in einem Topf trocken hellbraun rösten, mit Magermilch aufgießen und mit Salz und Pfeffer würzen.

In einer beschichteten, runden Auflaufform abwechselnd Makkaroni und Tomatensauce schichten, alles mit der weißen Sauce übergießen und mit geriebenem Mozzarella bestreuen.

Im vorgeheizten Backrohr ca. 30 Minuten überbacken.

TIPP

Servieren Sie zur Lasagne einen großen grünen Salat.

Besonders dekorativ ist diese Lasagne in einer runden Auflaufform, man kann aber natürlich auch eine eckige verwenden.

Man kann diesen Auflauf auch vegetarisch zubereiten und statt dem Fleisch eine weitere Gemüsesorte (z. B. Zucchini) verwenden.

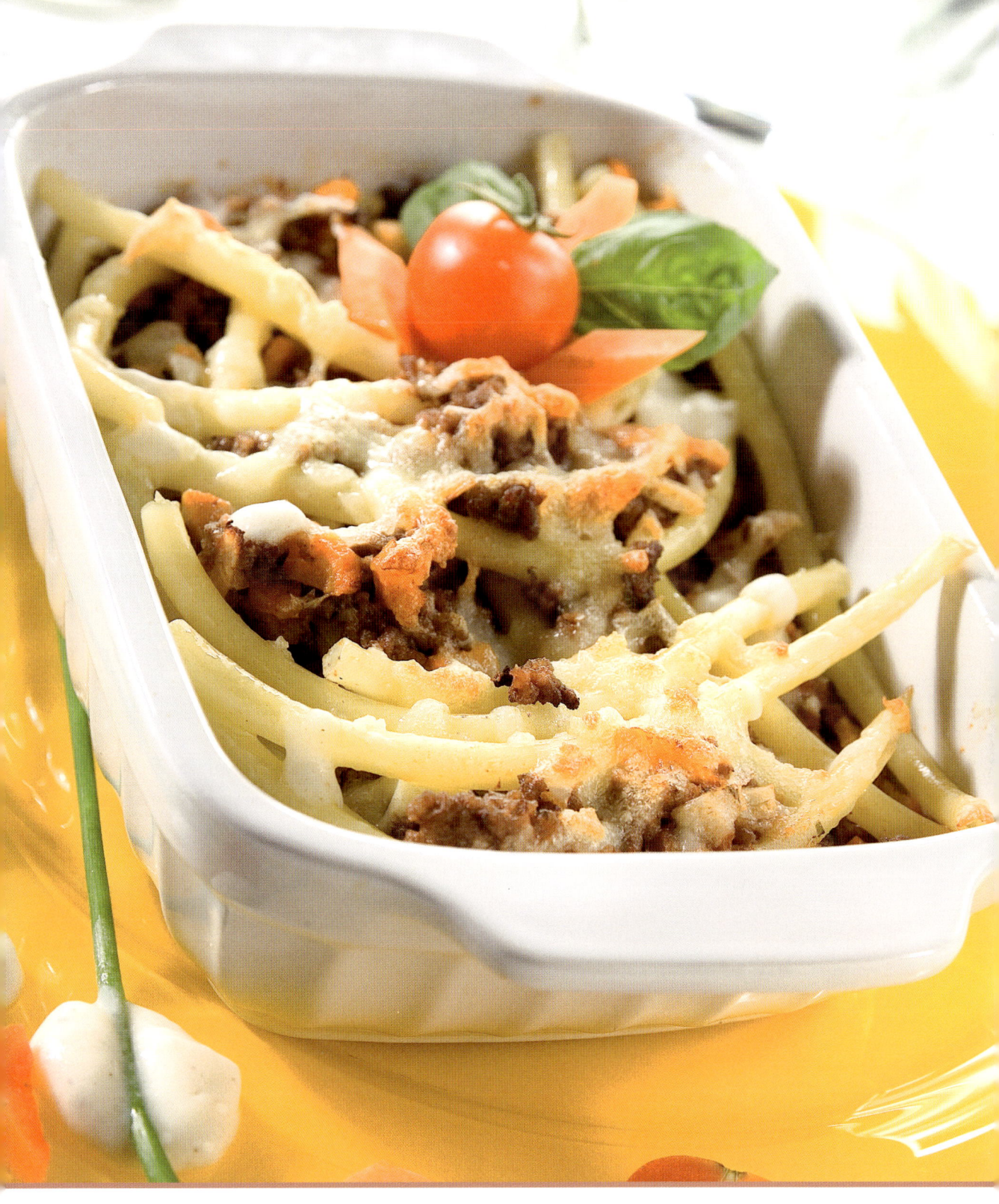

Schinkenknödel

10 STÜCK

Knödelmasse:

750 g Kartoffeln, mehlig kochend
75 g Weizenmehl
75 g Dinkelvollkornmehl
80 g Grieß
1 Ei
Salz

Fülle:

1 Zwiebel
1 Knoblauchzehe
1 EL Rapsöl
250 g geräucherte Putenbrust (Putenschinken)
Petersilie
Pfeffer
Paprikapulver

Wasser
Salz

ZUBEREITUNG:

Kartoffeln in einem Dämpfeinsatz ca. 30 Minuten kochen, schälen und durch eine Kartoffelpresse drücken. Rasch mit Mehl, Grieß, Ei und Salz zu einem Teig verkneten.

Für die Fülle Zwiebel und Knoblauch fein hacken und in Rapsöl glasig rösten. Die geräucherte Putenbrust in feine Würfel schneiden, zugeben und kurz mitrösten. Die Masse abkühlen lassen, mit Petersilie, Pfeffer und Paprikapulver würzen.

Den Teig zu einer Rolle formen, zehn gleich große Stücke abschneiden und jeweils zu kleinen Schüsseln formen. Schinkenmasse einfüllen und Knödel verschließen.

Knödel in leicht wallendem Salzwasser offen ziehen lassen, bis sie an die Oberfläche steigen (ca. 15–20 Minuten).

Nährwerte pro Stück:

kcal	174
Eiweiß	10,7 g
Fett	2,3 g
Kohlenhydrate	26,6 g
Ballaststoffe	3,5 g
Cholesterin	39 mg
Broteinheiten	2,2

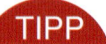

TIPP

Zu den Schinkenknödeln passen Blattsalat oder warmer Krautsalat.

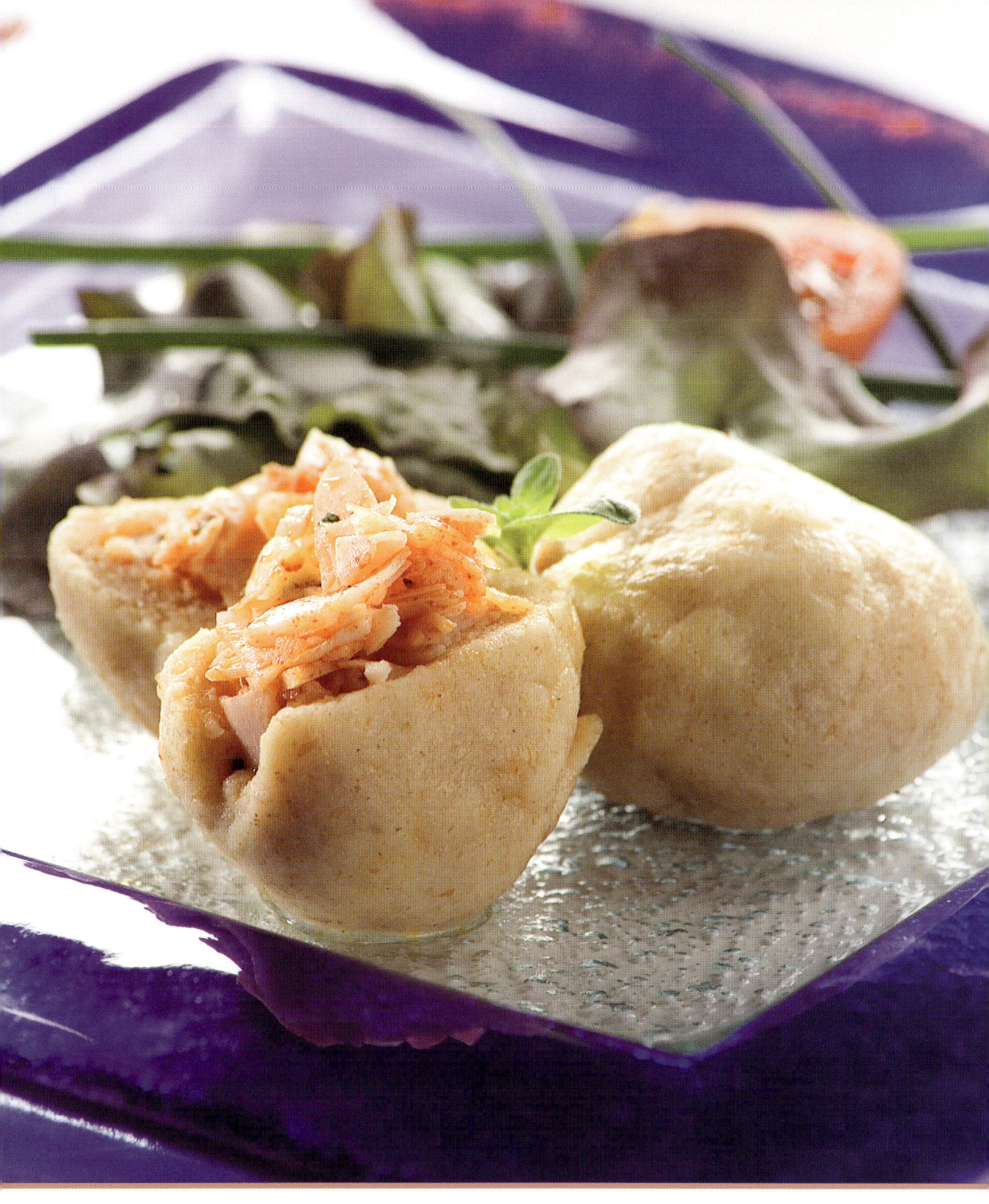

Kartoffel-Spieß

2 PORTIONEN

300 g kleine, speckige Kartoffeln
150 g Putenbrust
je 1/4 grüner, roter und gelber Paprika
1 rote Zwiebel
1/2 Zucchini (ca. 100 g)
Salz, Pfeffer
1 EL Rapsöl

Holzspieße

ZUBEREITUNG:

Kartoffeln gut waschen, abbürsten. In einem Dämpfeinsatz ca. 20–30 Minuten garen. Etwas auskühlen lassen, nicht schälen, quer durchschneiden.

Putenbrust in Würfel schneiden. Paprika in Stücke schneiden, rote Zwiebel vierteln, Zucchini in ca. 1 cm breite Stücke schneiden.

Abwechselnd Kartoffeln, Fleisch- und Gemüsestücke auf die Holzspieße stecken. Die Spieße mit Salz und Pfeffer würzen und in einer beschichteten Pfanne in Rapsöl von allen Seiten etwa 8 Minuten braten.

Nährwerte pro Portion:

kcal	256
Eiweiß	22,5 g
Fett	6,2 g
Kohlenhydrate	26,0 g
Ballaststoffe	6,1 g
Cholesterin	45 mg
Broteinheiten	2,2

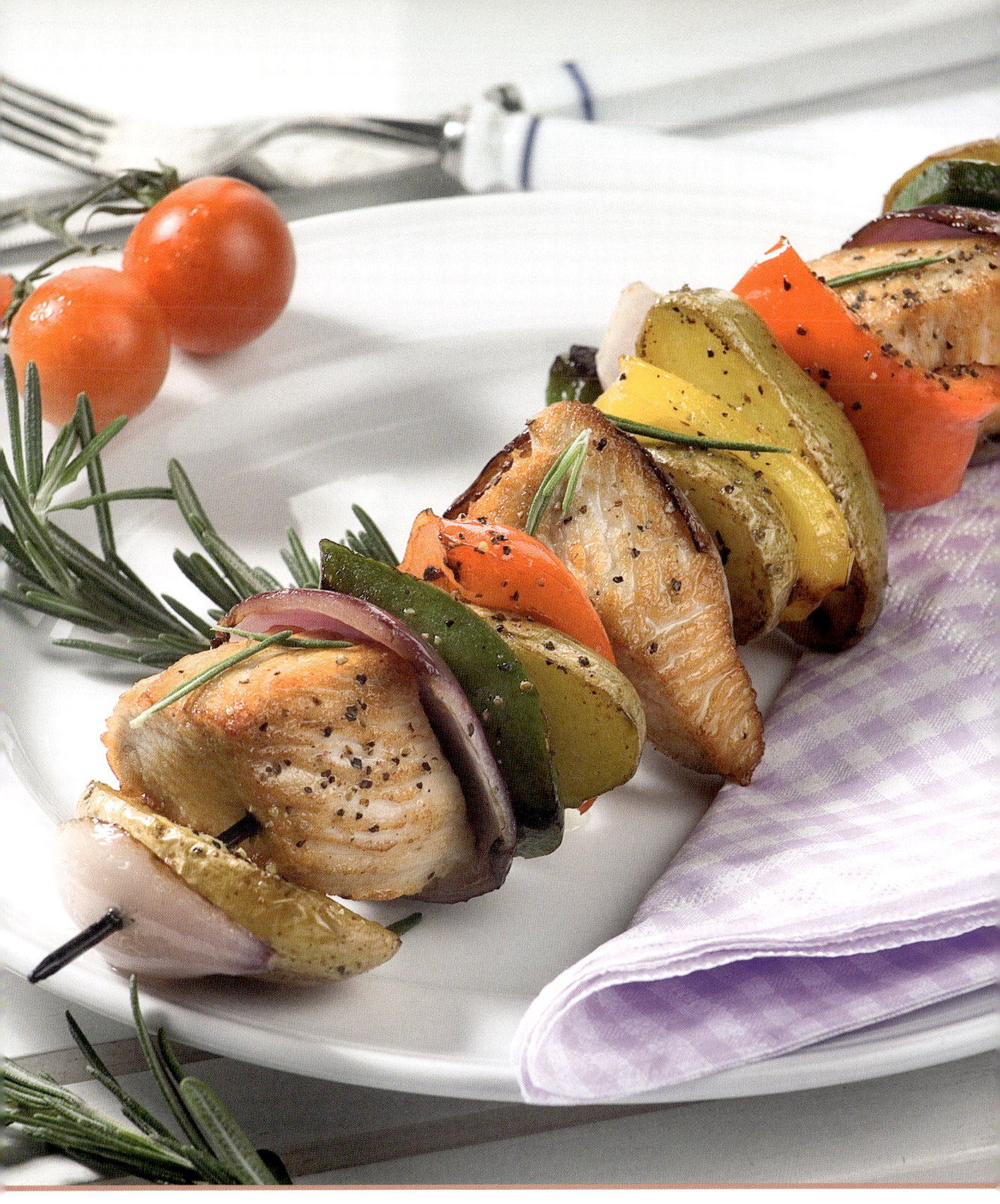

Krautfleisch

2 PORTIONEN

200 g Zwiebeln

1 EL Rapsöl

150 g mageres Schweinefleisch

1 TL Paprikapulver

100 ml Gemüsebrühe

Salz, Pfeffer, Kümmel

400 g Sauerkraut, abgetropft

ZUBEREITUNG:

Zwiebeln fein hacken und in heißem Öl anrösten.

Fleisch würfelig scheiden, zur Zwiebel geben und kurz mitrösten lassen.

Paprika dazugeben und mit der Gemüsebrühe aufgießen, würzen und ca. 10 Minuten dünsten lassen. Gegebenenfalls Wasser nachgießen.

Sauerkraut beimengen, alles gut durchmischen und nochmals 10 Minuten weiterdünsten lassen.

TIPP

Mit gekochten Kartoffeln (pro Stück 50 kcal, 0 g Fett) oder einer Schnitte Vollkornbrot (pro Schnitte 94 kcal, 0,5 g Fett) servieren.

Nährwerte pro Portion:

kcal	246
Eiweiß	27,2 g
Fett	10,7 g
Kohlenhydrate	7,4 g
Ballaststoffe	9,3 g
Cholesterin	65 mg
Broteinheiten	0,6

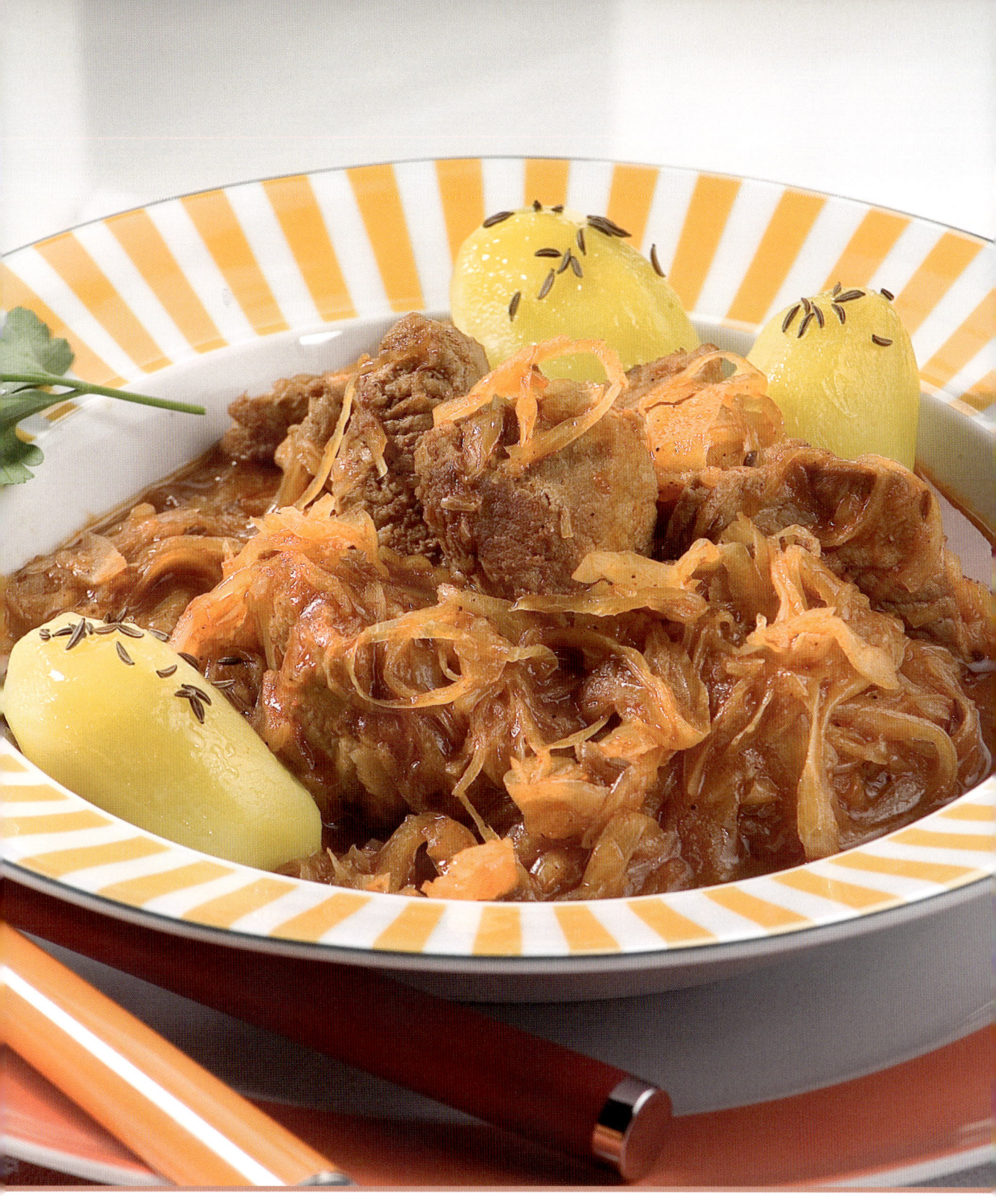

Desserts

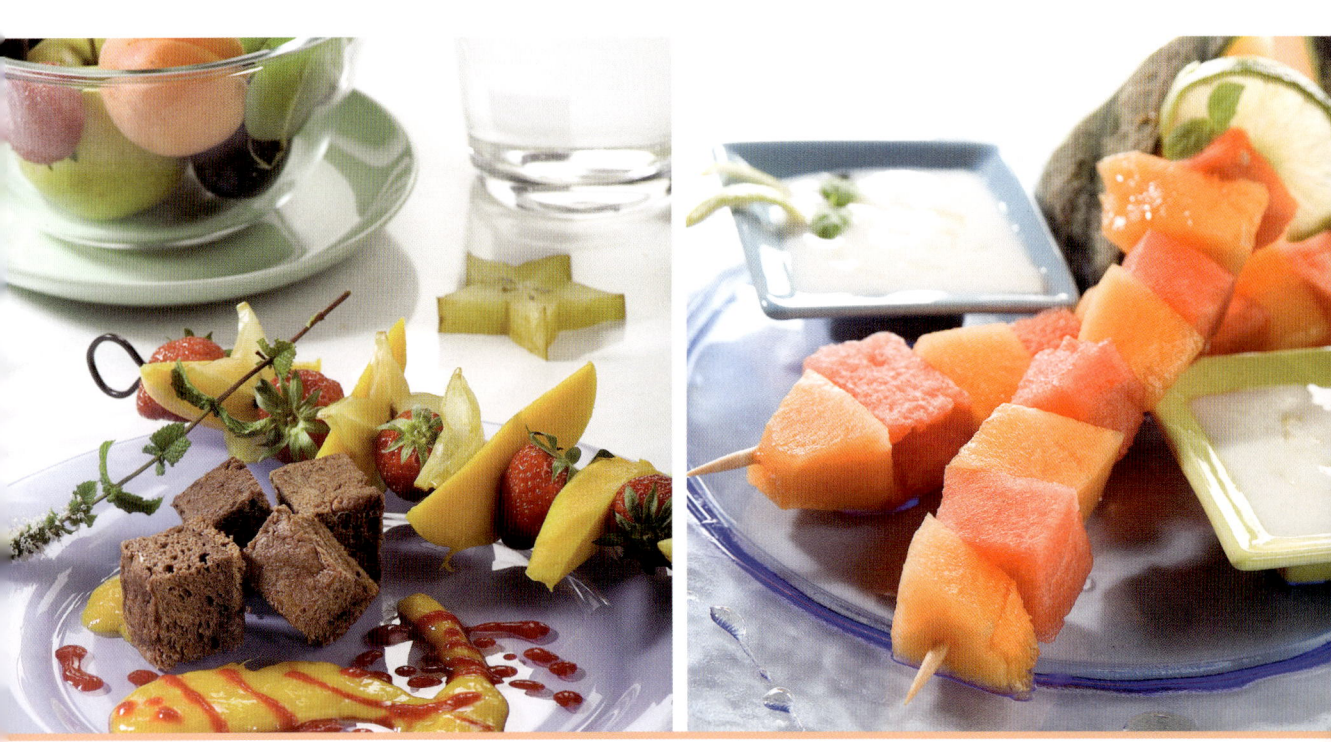

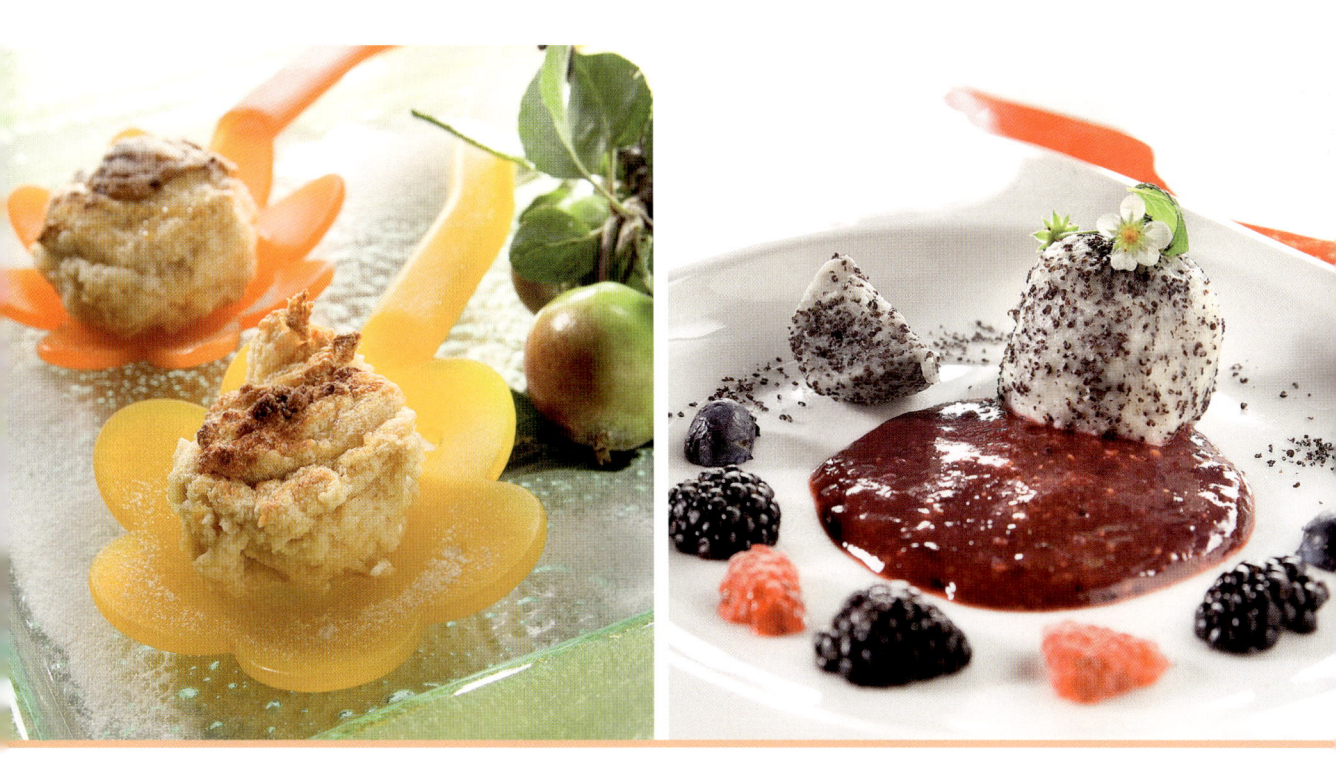

Schnelles, „schlankes" Tiramisu

2 PORTIONEN

200 g Magertopfen (-quark)	
60 ml prickelndes Mineralwasser	
2 Pkg. Vanillezucker	
100 ml schwarzer Kaffee	
1 EL Rum	
6 Vollkorn-Biskotten	
1 TL Kakaopulver	

ZUBEREITUNG:

Magertopfen und Mineralwasser mit Hilfe einer Gabel cremig rühren, mit Vanillezucker süßen.

Kaffee mit Rum vermischen. Biskotten halbieren, 6 Biskottenhälften kurz in die Kaffee-Rum-Mischung tauchen, in zwei Glasschüsserln schichten und mit Topfencreme bestreichen.

Mit den restlichen Biskottenhälften und der Topfencreme ebenso verfahren. Mit Kakaopulver bestreuen.

TIPP

Wenn man das Tiramisu als Schnitte servieren möchte (wie auf dem Foto), muss man der Topfencreme 3 Blatt Gelatine zufügen und das Tiramisu in eine mit Klarsichtfolie ausgelegte Terrinenform schichten.

Nährwerte pro Portion:

kcal	188
Eiweiß	15,0 g
Fett	2,1 g
Kohlenhydrate	23,4 g
Ballaststoffe	1,0 g
Cholesterin	43 mg
Broteinheiten	2,0

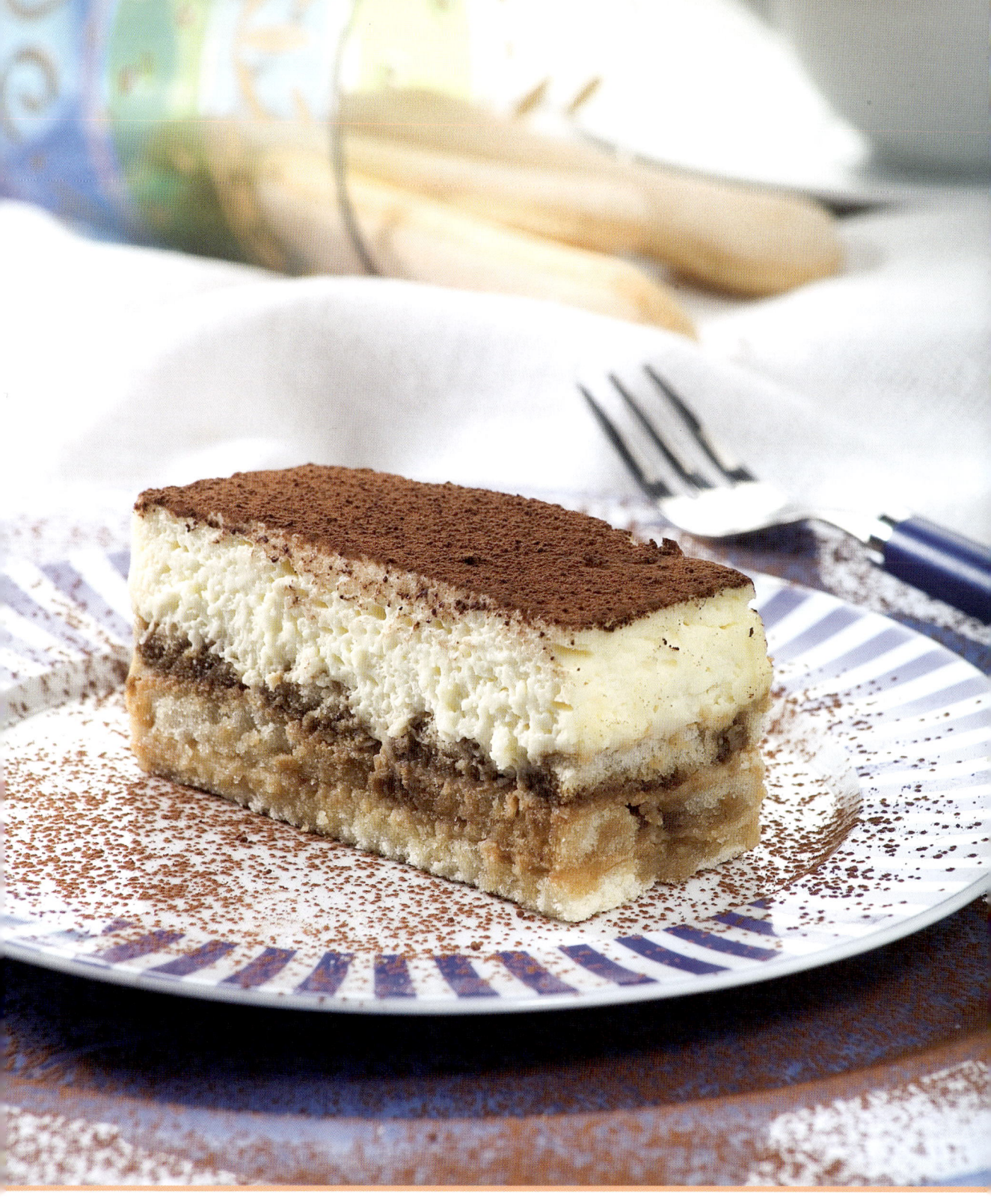

Erdbeer-Tiramisu

8 PORTIONEN

1 Pkg. Puddingpulver, Vanillegeschmack
500 ml Magermilch
3 Blatt Gelatine
250 g Magertopfen (-quark)
4 EL Mineralwasser
80 g Zucker

250 g Erdbeeren
20 Biskotten (Löffelbiskuit)
30 ml Erdbeernektar
1 EL gehackte Pistazien

Terrinenform
Frischhaltefolie

ZUBEREITUNG:

Pudding aus Magermilch und Puddingpulver zubereiten.

Gelatine in kaltem Wasser einweichen und in den noch warmen Pudding einrühren. Topfen mit Mineralwasser und Zucker schaumig rühren und unter den überkühlten Pudding mischen.

Erdbeeren blättrig schneiden.

Biskotten kurz in Erdbeernektar tränken, in eine mit Frischhaltefolie ausgelegte Terrinenform legen und mit Erdbeerscheiben bedecken. Abwechselnd Creme, Biskotten und Erdbeeren aufschichten und mit einer Cremeschicht beenden.

Mindestens 4 Stunden im Kühlschrank kalt stellen und vor dem Servieren mit den gehackten Pistazien bestreuen.

Nährwerte pro Portion:

		Mit Süßstoff:
kcal	176	136
Eiweiß	8,4 g	
Fett	1,9 g	
Kohlenhydrate	30,3 g	20,3 g
Ballaststoffe	1 g	
Cholesterin	36 mg	
Broteinheiten	2,5	1,7

TIPP

Schlagen Sie 50 ml kalte Magermilch mit einem guten Milchschäumer kalt auf, bis ein ganz fester Schaum entsteht. Diesen unter die Creme rühren. Damit wird das Tiramisu viel lockerer.

Statt Zucker können Sie auch Süßstoff verwenden.

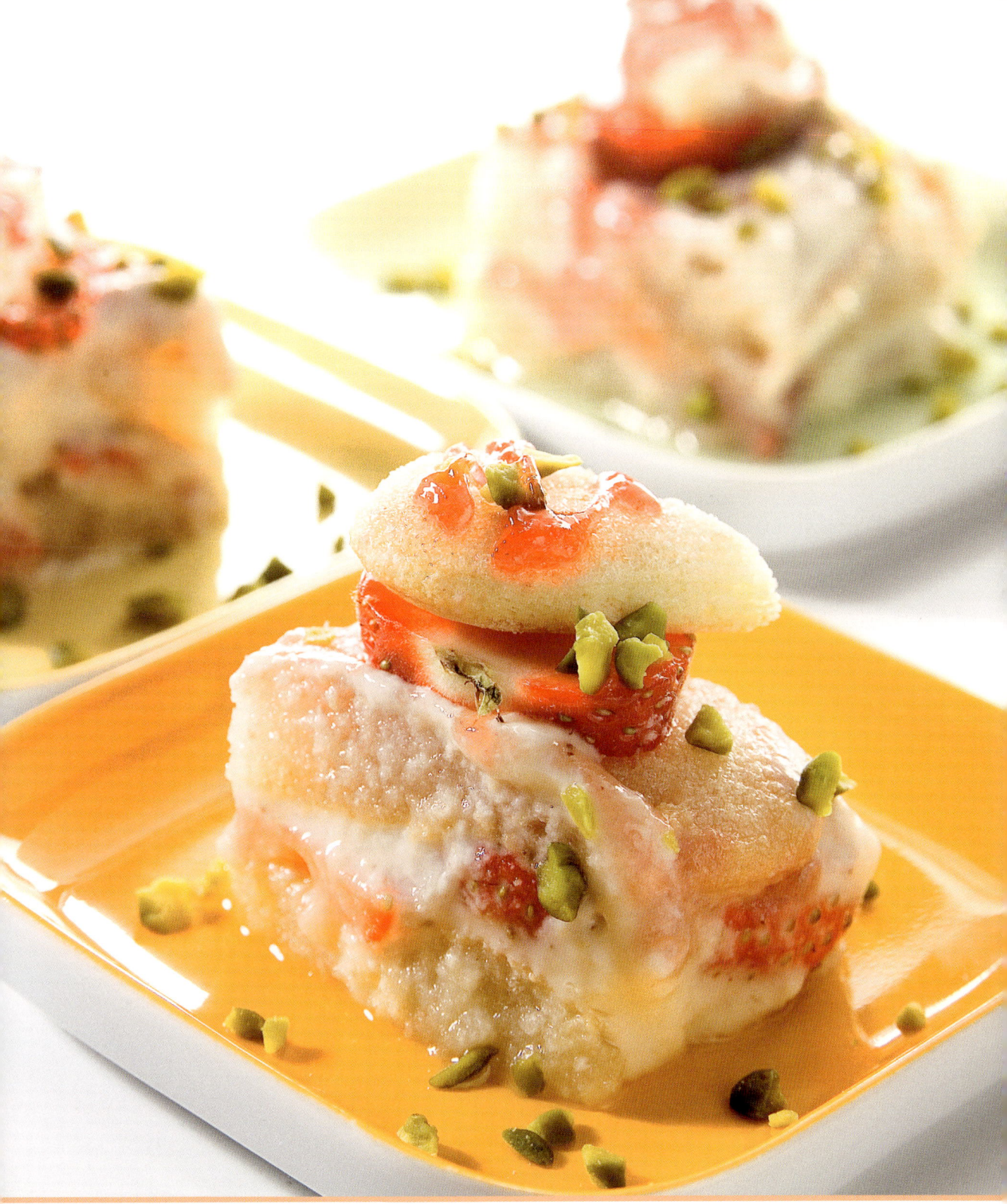

Topfenkuchen mit Mohn

8 STÜCK

40 ml Magermilch	
35 g gemahlener Mohn	
etwas geriebene Schale einer unbehandelten Zitrone	
3 Eier	
80 g Zucker	
1 Vanilleschote	
670 g Magertopfen (-quark)	
1 Pkg. Puddingpulver, Vanillegeschmack	
beschichtete Auflauf- oder Tortenform	

ZUBEREITUNG:

Backrohr auf 160 °C vorheizen.

Milch kurz aufkochen lassen, vom Herd nehmen, Mohn unterrühren und ca. 10 Minuten quellen lassen. Zitronenschale dazugeben.

Eier trennen. Dotter mit Zucker und dem Mark der Vanilleschote cremig rühren. Topfen und Vanillepudding-pulver unterrühren. Eiklar zu steifem Schnee schlagen und vorsichtig unter die Eimasse heben. 5 Esslöffel dieser Masse unter den Mohn rühren.

Masse in eine beschichtete Auflauf- oder Tortenform füllen. Mohnmasse löffelweise auf die Oberfläche geben und mit einer Gabel gleichmäßig durchziehen, damit eine leichte Marmorierung entsteht.

Kuchen im vorgeheizten Rohr 40 bis 45 Minuten backen.

Nährwerte pro Stück:

		Mit Süßstoff:
kcal	178	152
Eiweiß	14,5 g	
Fett	4,6 g	
Kohlenhydrate	18,7 g	12,4 g
Ballaststoffe	0,9 g	
Cholesterin	90 mg	
Broteinheiten	1,6	1

TIPP

50 g Zucker können durch zum Backen geeigneten Süßstoff ersetzt werden. In diesem Fall nimmt man zum Cremigrühren nur 30 g Zucker.

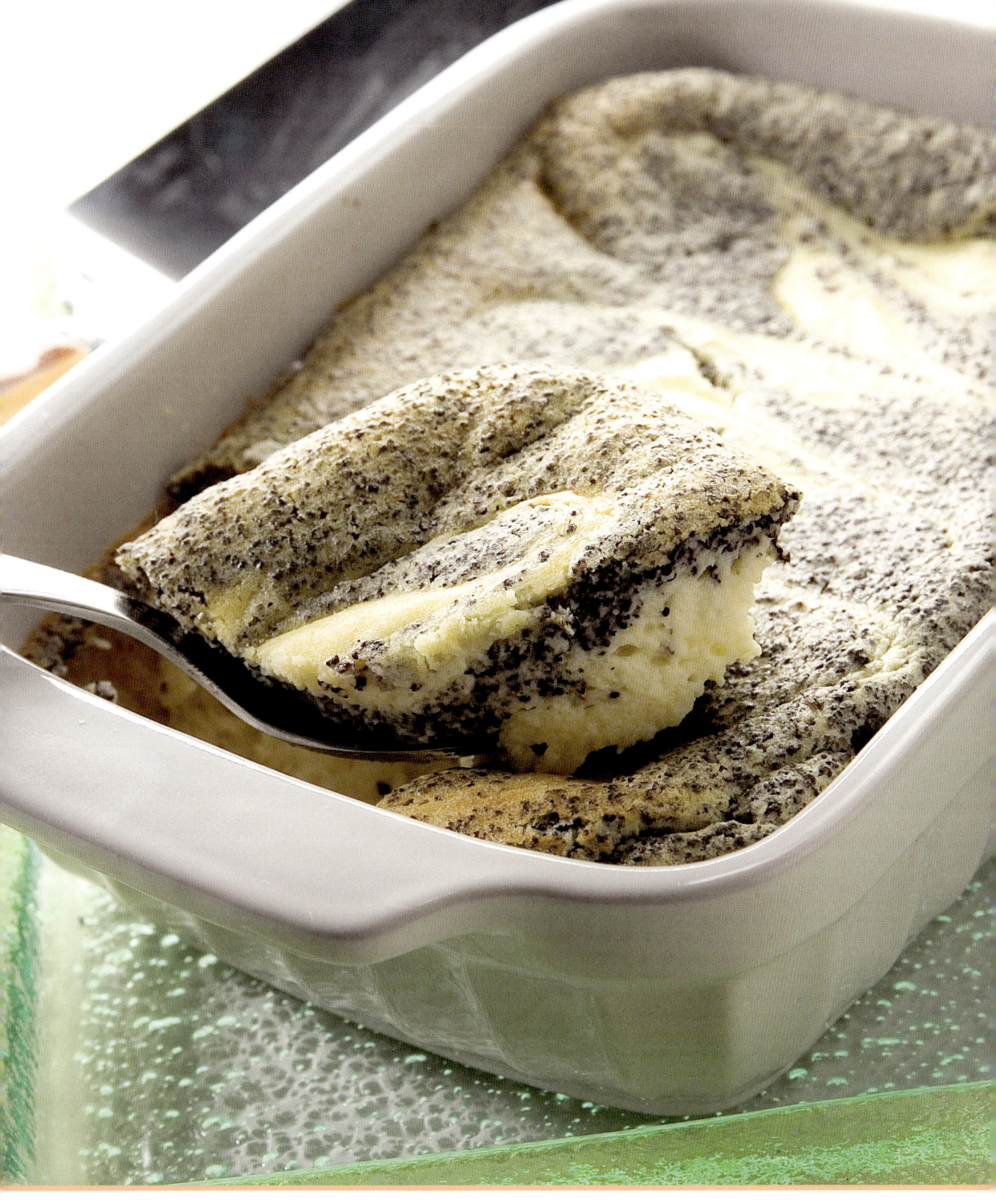

Erdbeerknödel

6 STÜCK

250 g Magertopfen (-quark)

70 g glattes Mehl

40 g Dinkelgrieß

Prise Salz

6 große Erdbeeren

Wasser

Salz

25 g Vollkornbrösel

25 g Semmelbrösel

10 g Kristallzucker

ZUBEREITUNG:

Magertopfen, Mehl, Dinkelgrieß und Salz vermengen. Den Teig mindestens 30 Minuten, am besten über Nacht, im Kühlschrank rasten lassen.

Den Teig zu einer Rolle formen, in sechs gleich große Teile schneiden und die Erdbeeren damit umhüllen.

Knödel in leicht gesalzenem Wasser offen köcheln lassen, bis sie an die Oberfläche steigen.

Inzwischen in einer beschichteten Pfanne die beiden Bröselsorten vermischen, gemeinsam mit dem Kristallzucker ohne Fett rösten. Fertige Knödel aus dem Wasser heben, abtropfen lassen und in den Zuckerbröseln wälzen.

Nährwerte pro Stück:

kcal	104
Eiweiß	6,1 g
Fett	0,5 g
Kohlenhydrate	17,9 g
Ballaststoffe	1,8 g
Cholesterin	0 mg
Broteinheiten	1,5

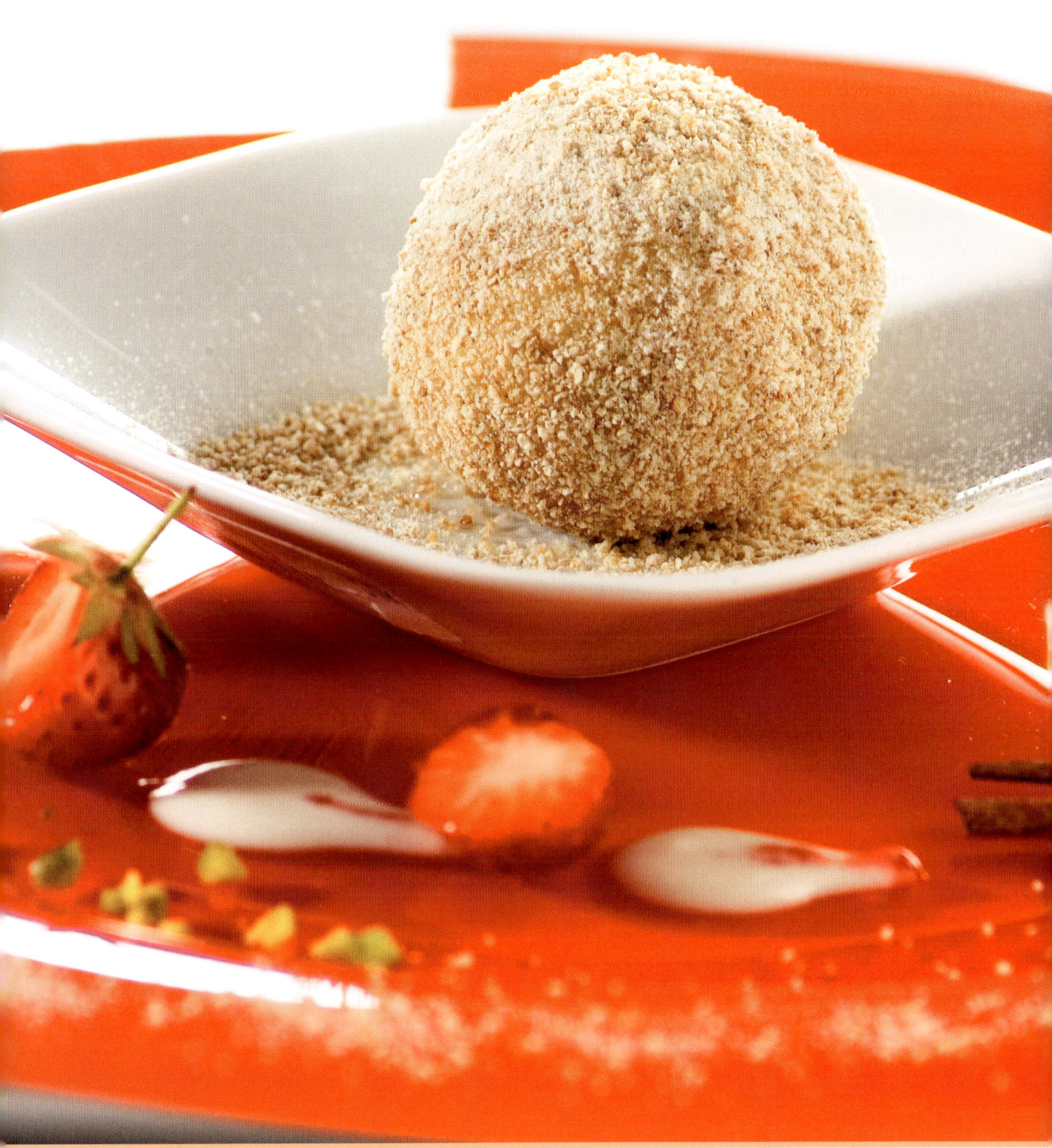

Schokoschnitten mit Fruchtspieß

10 STÜCK

150 g Mehl	
3/4 EL Backpulver	
40 g Zucker	
1 Pkg. Vanillezucker	
15 g Kakao	
100 g reife Mango	
100 ml Buttermilch	
2 Eiklar (Eiweiß)	

**Fruchtspiegel
(4 Portionen):**

200 g reife Mango

**Fruchtspieße
(4 Portionen):**

1 Karambole

4 Erdbeeren

50 g Mango

beschichtete Auflaufform

Nährwerte pro Portion:

kcal	120
Eiweiß	3,3 g
Fett	0,9 g
Kohlenhydrate	23,6 g
Ballaststoffe	2,2 g
Cholesterin	0,5 mg
Broteinheiten	2

ZUBEREITUNG:

Backrohr auf 170 °C vorheizen.

Mehl, Backpulver, Zucker, Vanillezucker und Kakao in einer Schüssel kräftig vermischen.

Mango mit einem Stabmixer fein pürieren und mit der Buttermilch zu den trockenen Zutaten rühren.

Eiklar zu festem Schnee schlagen und vorsichtig unterheben. Masse in eine beschichtete eckige Auflaufform geben und im vorgeheizten Rohr ca. 20 Minuten backen. Auskühlen lassen und in Würfel schneiden.

Für den Fruchtspiegel Mango mit dem Stabmixer pürieren und für die Spieße Karambole in Scheiben und Mango in Würfel schneiden. Abwechselnd Karambole, Mango und Erdbeeren auf einen Spieß oder – wenn vorhanden – ein Stück Zitronengras stecken.

Zum Anrichten pro Teller etwas Fruchtspiegel auftragen, jeweils einen Schokowürfel draufsetzen und mit dem Fruchtspieß garnieren.

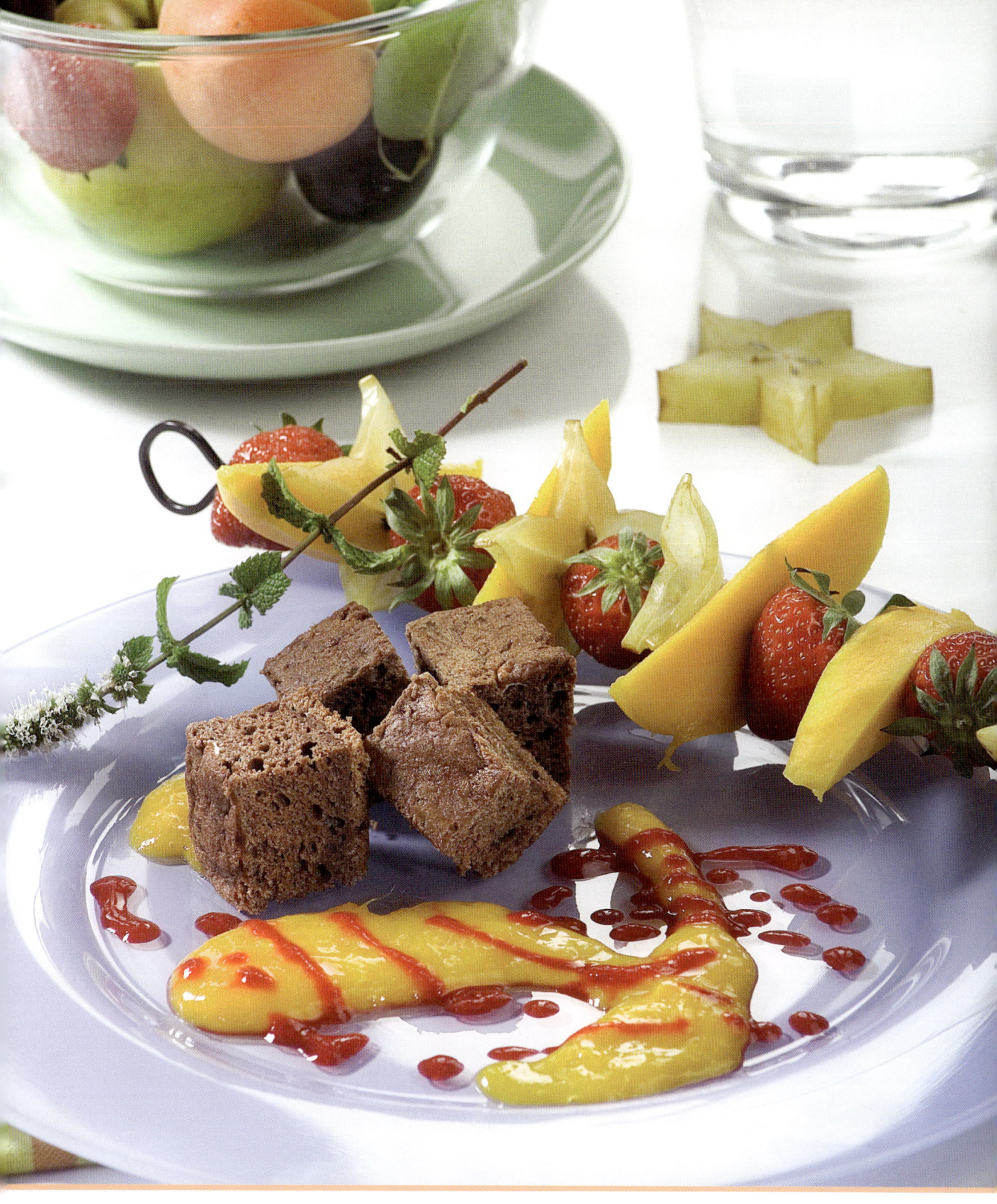

Schokomuffins

7 STÜCK

| 150 g Mehl |
| 3/4 EL Backpulver |
| 40 g Zucker |
| 1 Pkg. Vanillezucker |
| 15 g Kakao |
| 110 ml Buttermilch |
| 1 Eiklar (Eiweiß) |
| 50 g Mangomus |

beschichtete Muffinsformen

ZUBEREITUNG:

Backrohr auf 180 °C vorheizen.

Mehl, Backpulver, Zucker, Vanillezucker und Kakao in einer Schüssel vermischen.

Buttermilch mit dem Eiklar versprudeln, Mangomus unterrühren.

Diese Mischung zu den trockenen Zutaten leeren und alles verrühren.

Muffinsformen zu je zwei Drittel mit der Schokomasse füllen. Im vorgeheizten Backrohr ca. 20–25 Minuten backen.

Nährwerte pro Stück:

		Mit Süßstoff:
kcal	123	100
Eiweiß	3,7 g	
Fett	1 g	
Kohlenhydrate	24,5 g	18,8 g
Ballaststoffe	1,7 g	
Cholesterin	1 mg	
Broteinheiten	2	1,6

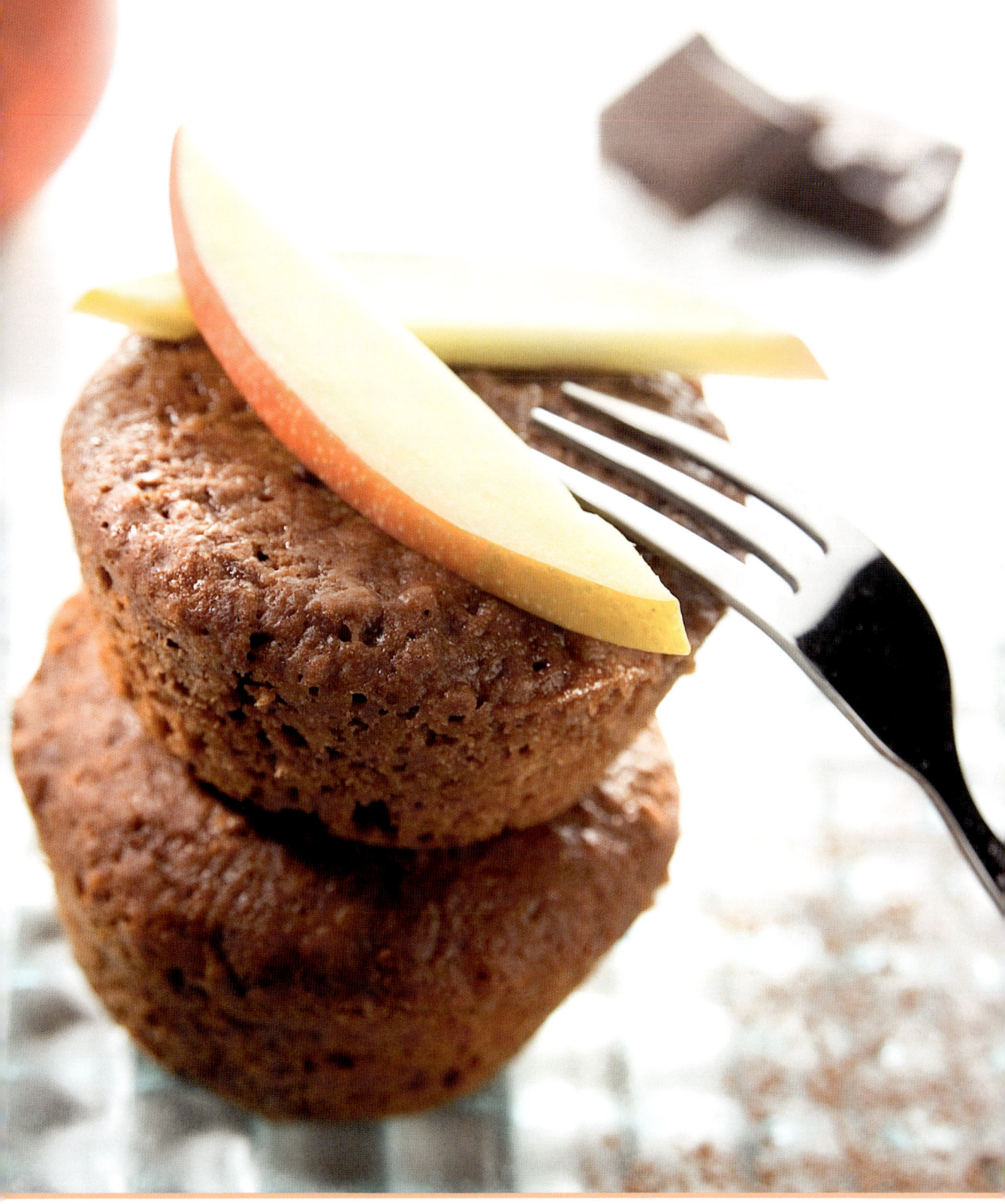

Bananenschnitten

10 STÜCK

Biskuit:

3 Eier · 3 EL heißes Wasser	
60 g Zucker · 75 g Weizenmehl	
40 g Stärkemehl	
20 g Kakaopulver	
2 TL Backpulver	

Creme:

3 Blatt Gelatine
500 ml Magermilch
1 Pkg. Puddingpulver, Vanillegeschmack
250 g Magertopfen (-quark)
50 g brauner Zucker

2 Bananen · etwas Zitronensaft

30 g Bitterschokolade

eckige Tortenform in der Größe eines halben Backbleches

Nährwerte pro Stück:

		Mit Süßstoff:
kcal	200	180
Eiweiß	9,1 g	
Fett	3,3 g	
Kohlenhydrate	32,7 g	27,7 g
Ballaststoffe	1,9 g	
Cholesterin	72 mg	
Broteinheiten	2,7	2,3

ZUBEREITUNG:

Backrohr auf 160 °C vorheizen.

Eier und Wasser ca. 5 Minuten lang schaumig schlagen, Zucker einstreuen und 2 Minuten weiterschlagen. Mehl, Stärkemehl, Kakaopulver und Backpulver mischen und vorsichtig unter den Eischaum heben. Ein Backblech mit Backpapier auslegen, gefettete Form darauf stellen. Biskuitmasse einfüllen und im vorgeheizten Rohr ca. 15 Minuten backen. Danach in der Form auskühlen lassen.

Gelatine einweichen. Aus Magermilch und Puddingpulver einen Pudding bereiten. Gelatine ausdrücken und in der nicht mehr heißen Puddingmasse auflösen. Magertopfen und Zucker unterrühren.

Bananen in Scheiben schneiden, mit Zitronensaft beträufeln. Auf die Biskuitmasse legen, die Vanillecreme darauf verteilen.

Bitterschokolade im Wasserbad schmelzen, in ein Papierstanitzel füllen und die Bananenschnitte gitterartig damit verzieren.

In der Form mindestens 4 Stunden kalt stellen, danach vorsichtig die Form ablösen und Schnitten aufschneiden.

TIPP

Wenn Sie keine eckige Tortenform haben, verwenden Sie Alufolie und falten Sie diese zu einer eckigen Begrenzung.
Der Zucker für die Creme kann durch Süßstoff ersetzt werden, dieser sollte erst nach dem Überkühlen zugefügt werden.

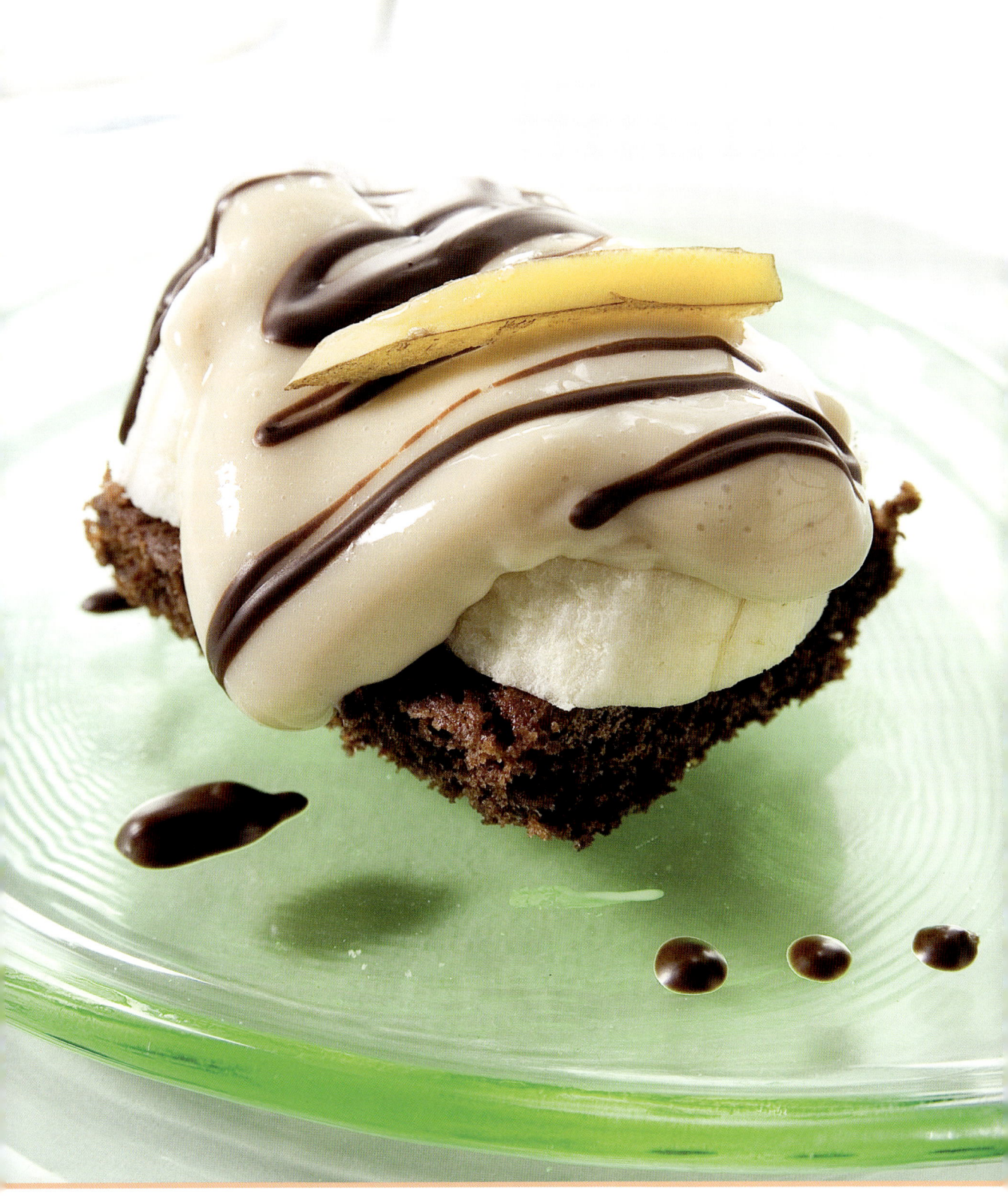

Vanille-Schoko-Schichtcreme

4 PORTIONEN

Schokocreme:

250 g Magertopfen (-quark)

1 EL Honig

60 ml Mineralwasser

125 g Sojadessert, Schokolade

1 EL Kakaopulver, entölt

Vanillecreme:

250 g Magertopfen (-quark)

1 Pkg. Vanillezucker

60 ml Mineralwasser

125 g Sojadessert Vanille

4 hohe Gläser

ZUBEREITUNG:

Für die Schokocreme Topfen mit Honig und Mineralwasser cremig rühren. Sojadessert Schokolade und Kakaopulver untermischen.

Für die Vanillecreme Magertopfen, Vanillezucker und Mineralwasser vermischen, Sojadessert Vanille dazurühren.

Cremes in hohe Gläser schichtweise einfüllen und mit langstieligen Löffeln servieren.

TIPP

Statt Sojadessert kann man auch selbst gemachten Pudding aus Soja- oder Magermilch verwenden.

Statt Honig kann man Süßstoff verwenden. Auch den Vanillezucker kann man durch das Mark einer Vanilleschote und Süßstoff ersetzen.

Nährwerte pro Portion:

		Mit Süßstoff:
kcal	171	158
Eiweiß	21,6 g	
Fett	1,8 g	
Kohlenhydrate	18,8 g	15,6 g
Ballaststoffe	2 g	
Cholesterin	1 mg	
Broteinheiten	1,6	1,3

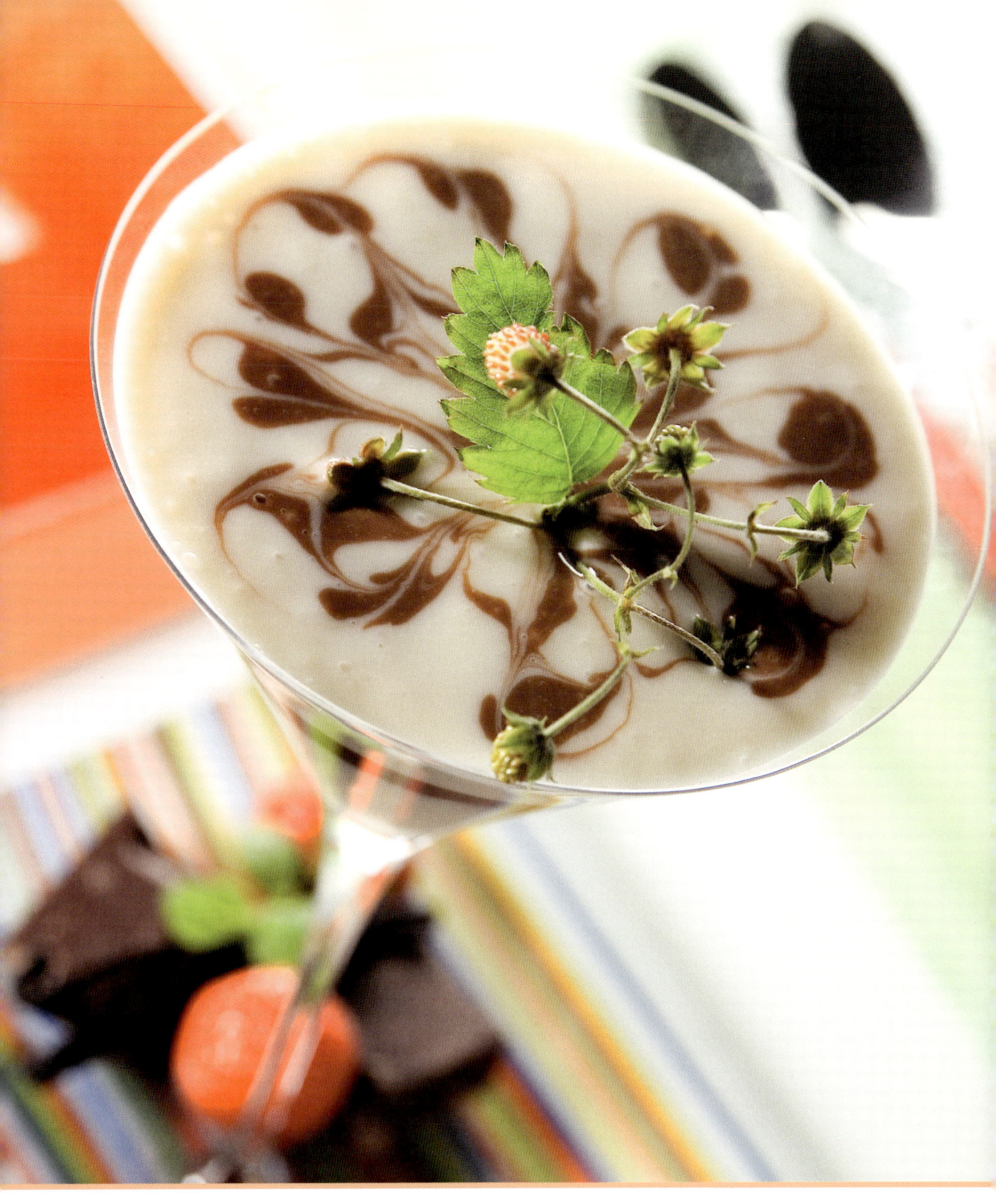

Süße Grießnocken auf Erdbeermus

2 PORTIONEN

200 ml Magermilch

Salz

2 EL Wasser

abgeriebene Schale einer
1/2 Zitrone

50 g Weizengrieß

1 EL Honig

1 Msp. Zimt

200 g süße Erdbeeren

Minze zum Garnieren

ZUBEREITUNG:

Milch, Salz, Wasser und Zitronen-
schale aufkochen lassen. Grieß
einrieseln lassen und zugedeckt
bei geringer Hitze ca. 5 Minuten
quellen lassen. Mit Honig und Zimt
abschmecken und auskühlen lassen.

Erdbeeren fein pürieren und das Mus
auf einem Teller verteilen. Mit einem
Löffel aus der Grießmasse Nocken
ausstechen und auf das Erdbeermus
setzen. Mit Minzeblättern garnieren.

TIPP

Für dieses Rezept kann man auch
Vollkorngrieß verwenden.

Den Honig kann man durch
Süßstoff ersetzen, diesen sollte
man aber erst nach dem Auskühlen
der Grießmasse zufügen.

Nährwerte pro Portion:

		Mit Süßstoff:
kcal	171	148
Eiweiß	7,2 g	
Fett	1 g	
Kohlenhydrate	31,8 g	26,2 g
Ballaststoffe	4 g	
Cholesterin	1 mg	
Broteinheiten	2,7	2,2

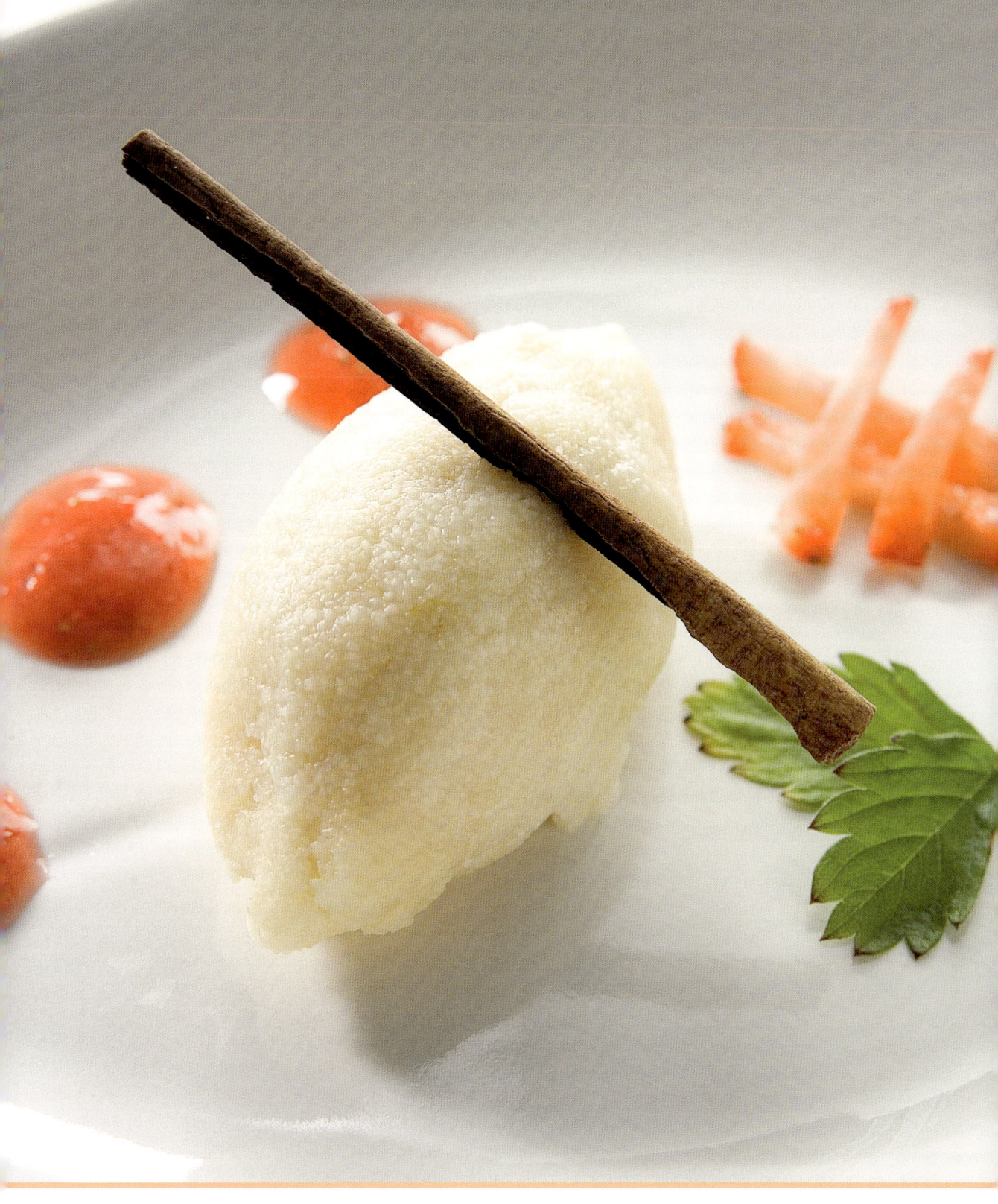

Melonenspieße mit Limetten-Minze-Dip

2 PORTIONEN

400 g Melonenfruchtfleisch
nach Wahl

180 g Magerjogurt

Saft einer 1/2 Limette

10 Blätter Minze

1 EL Honig

2 Holzspieße

ZUBEREITUNG:

Melonen in mundgerechte Würfel
schneiden und abwechselnd auf
Holzspieße stecken.

Magerjogurt mit Limettensaft und
gehackter Minze verrühren und mit Honig
süßen.

Spieße auf einen Teller legen und
Dip separat in einer kleinen Schüssel
servieren.

TIPP

Statt Honig kann man
auch Süßstoff verwenden.

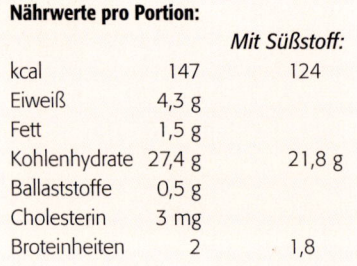

Nährwerte pro Portion:

		Mit Süßstoff:
kcal	147	124
Eiweiß	4,3 g	
Fett	1,5 g	
Kohlenhydrate	27,4 g	21,8 g
Ballaststoffe	0,5 g	
Cholesterin	3 mg	
Broteinheiten	2	1,8

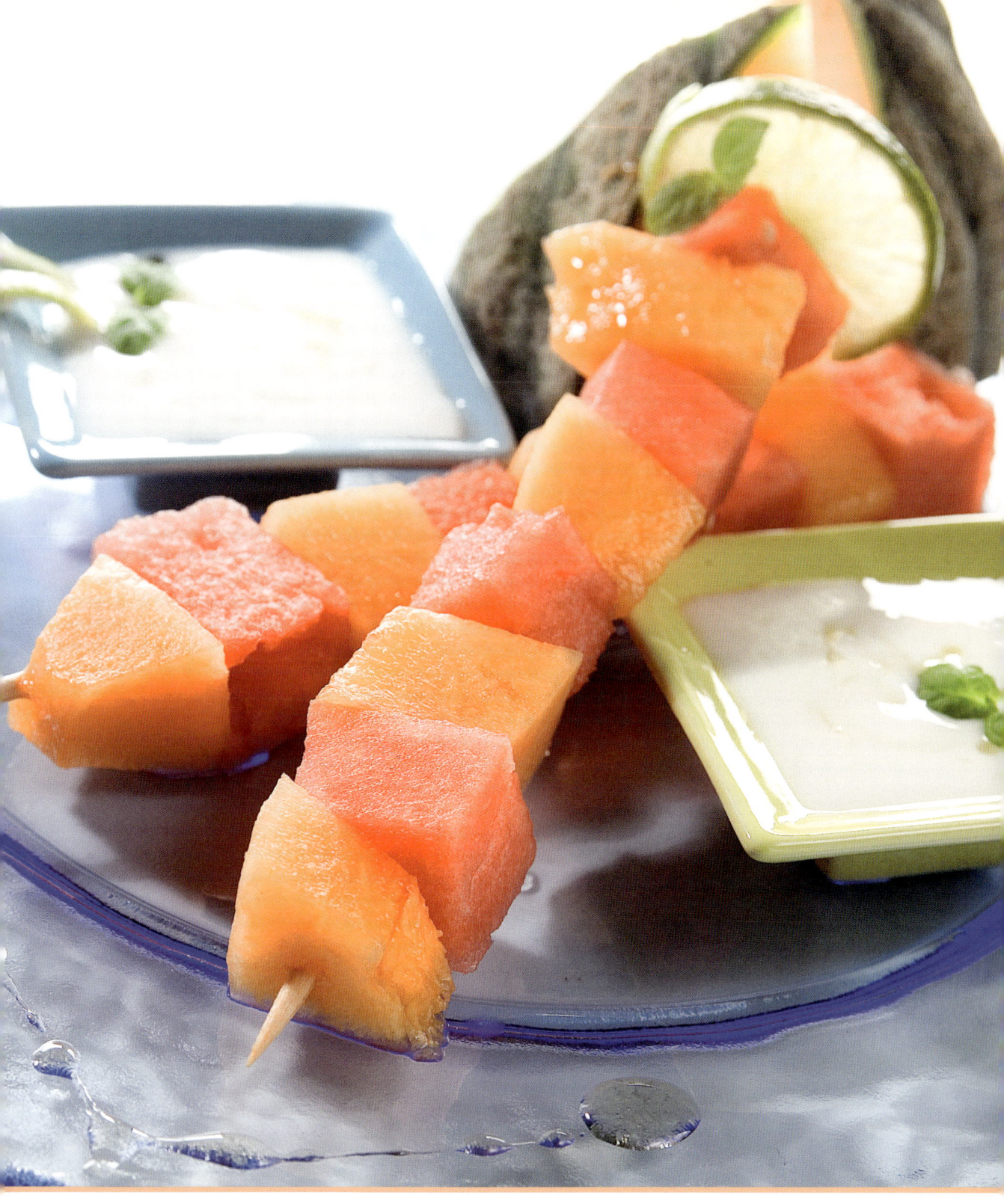

Apfelsoufflee

2 PORTIONEN

2 Eiklar (Eiweiß)

2 EL Zucker

130 g Apfel, püriert

etwas Zitronensaft

Zimt

2 Souffleeförmchen

Butter für die Form

ZUBEREITUNG:

Backrohr auf 160 °C vorheizen.

Souffleeformen dünn mit Butter ausstreichen.

Eiklar zu festem Schnee schlagen, gegen Ende des Schlagens Zucker untermischen.

Apfelpüree mit Zitronensaft und Zimt würzen, Eischnee vorsichtig unterheben. Die Masse in die Souffleeformen geben und im vorgeheizten Backrohr 20–25 Minuten backen. Die fertigen Soufflees sofort servieren.

TIPP

Mit einem starken Stabmixer kann man den Apfel im Ganzen mit Schale pürieren. Dadurch erhöht sich der Gehalt an Schutzstoffen.

Man kann auch fertiges Apfelmus verwenden. Dieses muss aber so dickflüssig sein, dass es am Löffel steht. Man muss es eventuell mit Stärkemehl binden.

Nährwerte pro Portion:

kcal	132
Eiweiß	4,5 g
Fett	2,4 g
Kohlenhydrate	22,7 g
Ballaststoffe	1,3 g
Cholesterin	6 mg
Broteinheiten	1,9

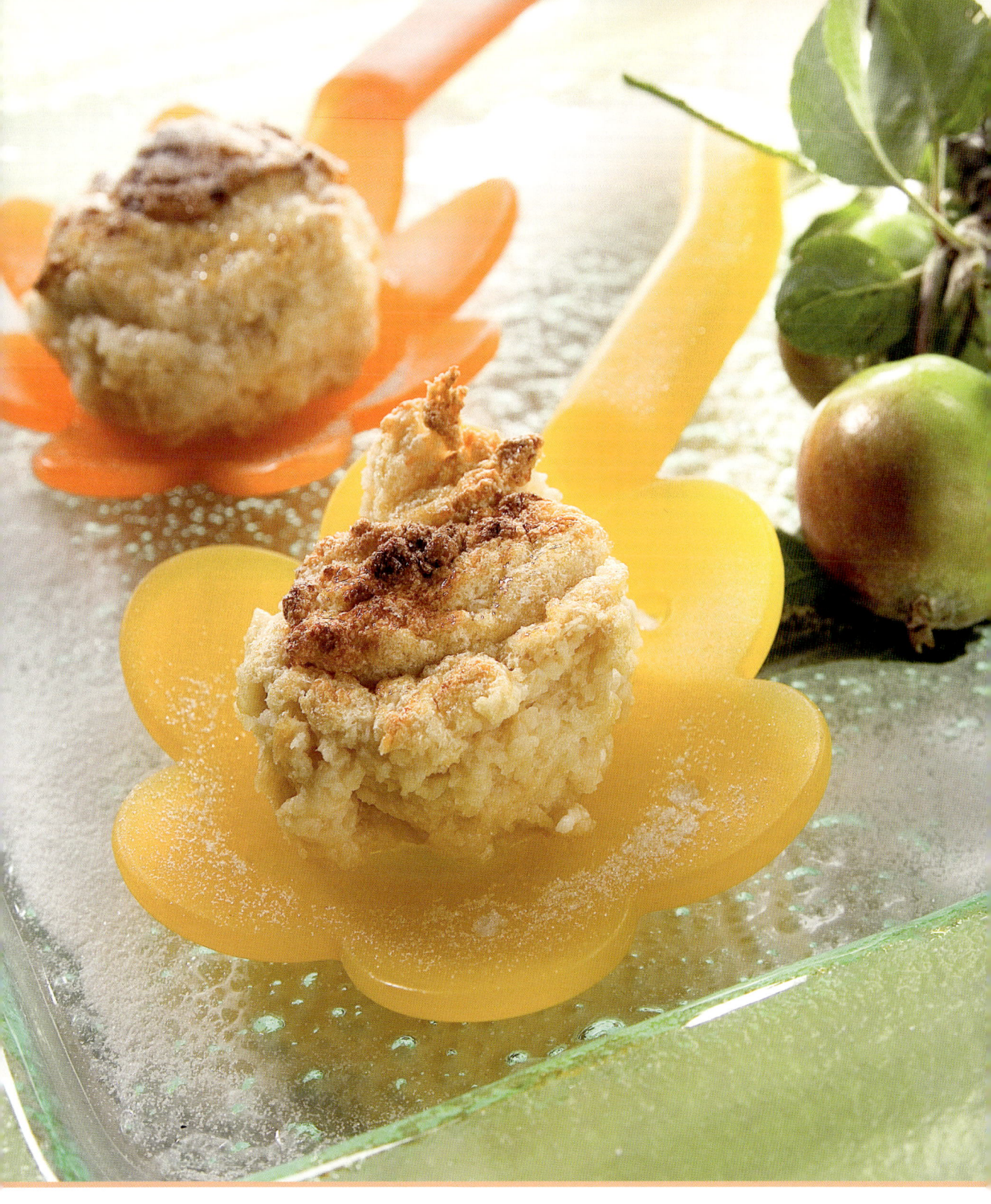

Mangoterrine

4 PORTIONEN

1 reife Mango

4 Blatt Gelatine

250 g fettarmes Jogurt

1 EL Honig

kleine Terrinenform

Frischhaltefolie

ZUBEREITUNG:

Mango schälen. Gelatine einweichen.

Terrinenform mit Frischhaltefolie auslegen. Von der geschälten Mango mit dem Sparschäler der Länge nach dünne Scheiben abschneiden, die Terrinenform damit auslegen. Einige Mangoscheiben für den Abschluss beiseite legen.

Das restliche Mangofruchtfleisch in kleine Würfel schneiden. Die Hälfte davon mit Jogurt und Honig fein pürieren.

Gelatine ausdrücken, wenig Wasser vorsichtig erwärmen, Gelatine darin auflösen. Jogurtmasse zur aufgelösten Gelatine mischen, Mangostücke einrühren.

Jogurt-Mango-Masse in die mit Mangoscheiben ausgelegte Terrinenform füllen, mit restlichen Mango-streifen abdecken, Folie verschließen.

Terrine mindestens 4 Stunden kühl stellen. Danach stürzen und in Scheiben schneiden.

Nährwerte pro Portion:

		Mit Süßstoff:
kcal	78	66
Eiweiß	3,3 g	
Fett	0,9 g	
Kohlenhydrate	13,1 g	10,3 g
Ballaststoffe	1 g	
Cholesterin	2 mg	
Broteinheiten	1,1	0,9

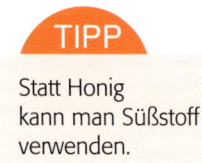

TIPP

Statt Honig kann man Süßstoff verwenden.

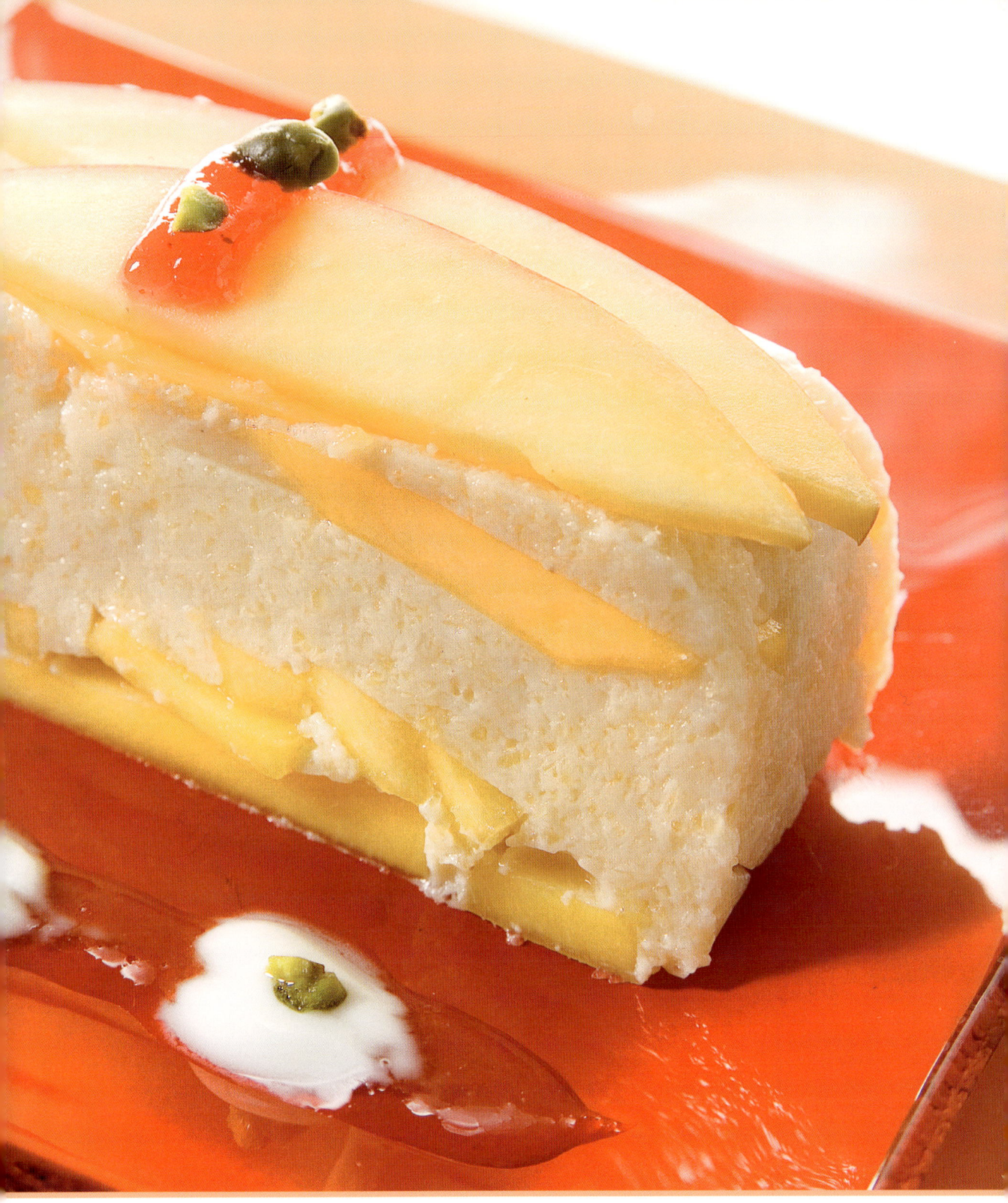

Topfen-Mohn-Knödel auf Beerenragout

4 PORTIONEN

1/2 unbehandelte Zitrone
250 g Magertopfen (-quark)
1 Ei
2 EL Zucker
20 g gemahlener Mohn
3 EL Weizengrieß
1 EL Vollkornmehl
1 Prise Salz
Wasser
Salz
300 g gemischte Beeren, frisch oder tiefgekühlt
1 TL Honig

ZUBEREITUNG:

Von der Zitrone die Zesten abreiben. Topfen mit Zitronenzesten, Ei, Zucker, Mohn, Grieß, Mehl und Salz vermischen und gekühlt ca. 2 Stunden, am besten über Nacht, ziehen lassen.

Aus dem Teig mit nassen Händen 8 Knödel formen. Diese in leicht gesalzenem Wasser auf kleiner Flamme offen ca. 10 Minuten köcheln lassen.

Beeren mit Honig vermischen und vorsichtig etwas erwärmen, nicht kochen!

Fertige Knödel mit einem Schaumlöffel aus dem Kochwasser nehmen, abtropfen lassen. Vor dem Servieren noch einige Minuten rasten lassen.

Warmes Beerenragout auf Desserttellern verteilen. Knödel auf das Ragout setzen und servieren.

Nährwerte pro Portion:

kcal	200
Eiweiß	13,3 g
Fett	4,6 g
Kohlenhydrate	24,6 g
Ballaststoffe	7,1 g
Cholesterin	60 mg
Broteinheiten	2,1

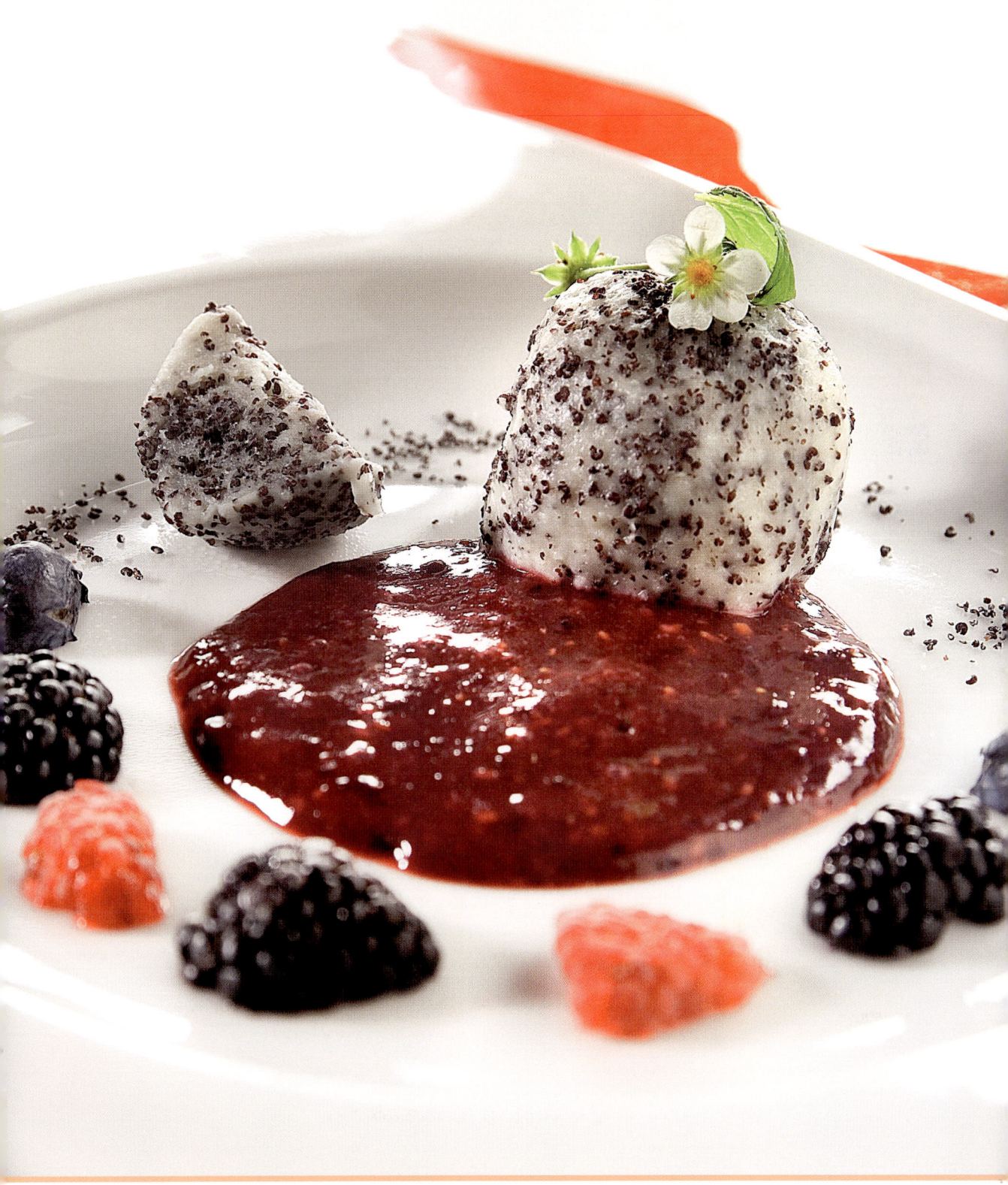

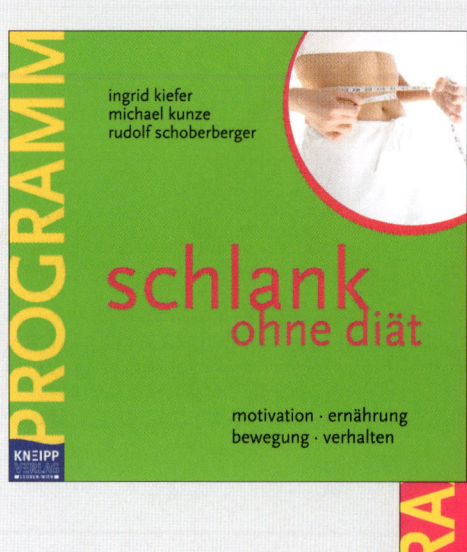

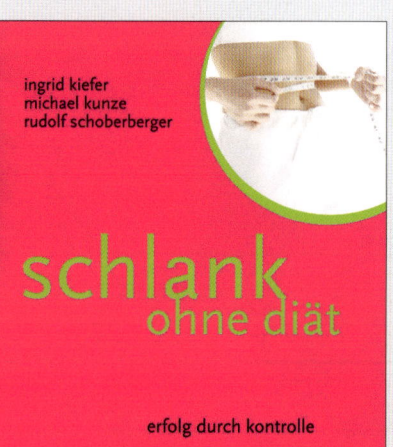

INGRID KIEFER
MICHALE KUNZE
RUDOLF SCHOBERBERGER

Schlank ohne Diät

Programmbuch inkl. Praxisbuch

216 Seiten, farbig, Hardcover
ISBN: 978-3-7088-0389-0

EUR 24,90

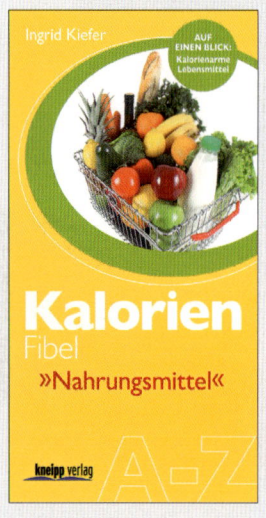

INGRID KIEFER

**Kalorien-Fibel
Nahrungsmittel**

208 Seiten, farbig, Softcover
ISBN 978-3-7088-0558-0

EUR 12,95

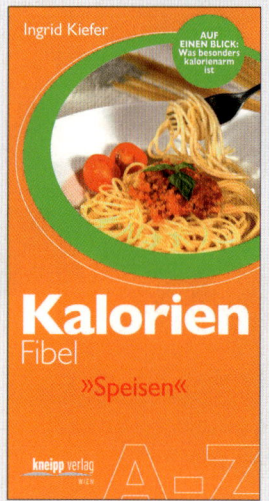

INGRID KIEFER

**Kalorien-Fibel
Speisen**

128 Seiten, farbig, Softcover
ISBN 978-3-7088-0520-7

EUR 12,95

www.kneippverlag.com

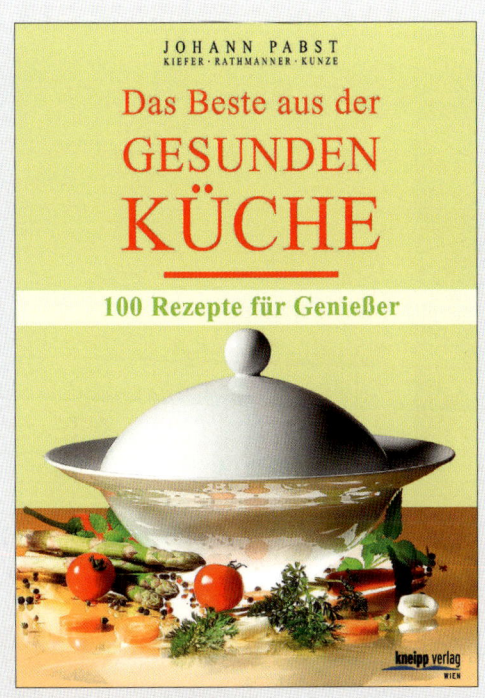

JOHANN PABST
INGRID KIEFER
THERES RATHMANNER
MICHAEL KUNZE

Das Beste aus der gesunden Küche

100 Rezepte für Genießer

192 Seiten, farbig, Hardcover
ISBN 978-3-7088-0559-7

EUR 19,99

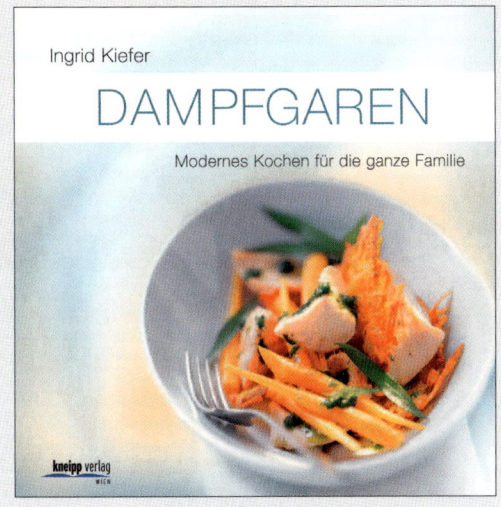

INGRID KIEFER

Dampfgaren

Modernes Kochen für die ganze Familie

128 Seiten, farbig, Softcover
ISBN 978-3-7088-0524-5

EUR 12,95

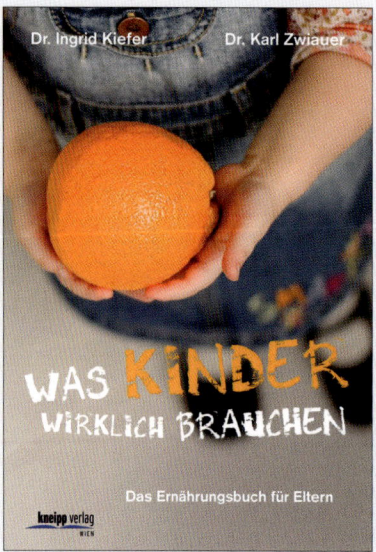

Ingrid Kiefer
Karl Zwiauer

**Was Kinder
wirklich brauchen**

Das Ernährungsbuch für Eltern

128 Seiten, farbig, Softcover mit
Klappen
ISBN 978-3-7088-0530-6

EUR 17,99

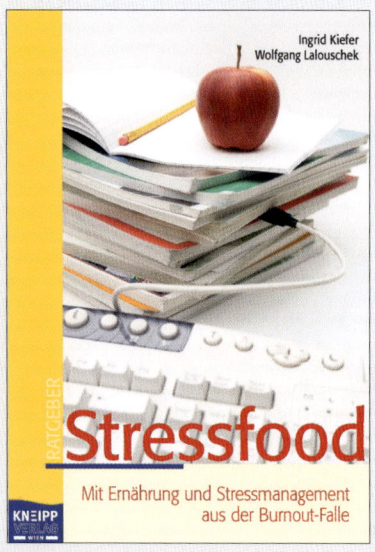

INGRID KIEFER,
WOLFGANG
LALOUSCHEK

Stressfood

Mit Ernährung und
Stressmanagement
aus der Burnout-Falle

128 Seiten, farbig,
Softcover mit Klappen
ISBN 978-3-7088-0459-0

EUR 14,90

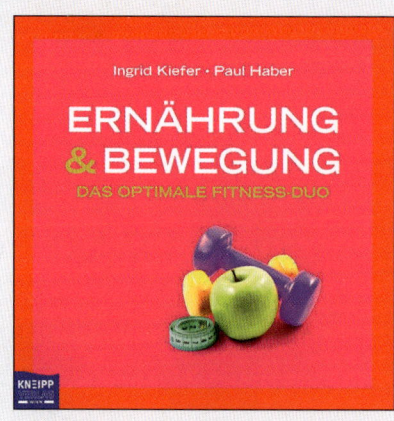

INGRID KIEFER, PAUL HABER

Ernährung & Bewegung

Das optimale Fitness-Duo

168 Seiten, farbig, Hardcover
ISBN: 978-3-7088-0453-8

EUR 19,90

www.kneippverlag.com